60歳からの脳トレ

もの忘れ、認知症にならない

ちょっと手強い漢字思い出しテスト

ど忘れ現象を防ぐ会 編

楽しみながら全942問

コスモ21

読み書きを楽しみながら、脳を活性化させよう

──はじめに

長寿社会が達成された今、盛んに健康寿命が言われています。長く生きるだけでなく、できるだけ長く自分の力で歩ける、身の回りのことができることが重要です。体だけでなく、頭のほうもしっかりしていたいものです。

いつまでも若々しい人は、好奇心が旺盛とも言われています。身の回りのことに興味を抱き、新しいことを面白がる人は、知らず知らずのうちに脳が活性化しているのです。とはいえ、年齢を重ねるにつれて、いろいろなところが衰えてくるのは自然の摂理です。

忘れっぽくなった、言葉がとっさに出てこないなどは、誰にも起こりうる現実です。そのことに悲観していても仕方がありません。

「あの人と比較してどうして？　いつから？」と自問するより、「昨日の自分に比べてできるようになった、明日はもっと未来に向かって」と前向きな姿勢でいることのほうが、よほど若さを長く保つことができます。

本書を手にとったあなた、答えはノートなどに書き取ってください。頭の中で何となく〈書ける・読める〉と思っていても、実際に書いてみると、あれっ、点があったかなとか、棒は二本だったっけ、など、いろいろな疑問が湧いてきます。それが脳にはいいのです。

また、書くことは記憶の定着にも役立ちます。ペンの握り方や動かし方のバランスも要求される行為です。

しっかりした字を書いて、自己採点をしてください。本書で取り上げた言葉は、難易度としては低いものではありません。最初はあまり良い成績がとれないかもしれませんが、がっかりしないで、再度挑戦してみてください。一回目より二回目のほうが成績は上がっていることでしょう。

未来の自分を信じて、楽しみながら脳を若返らせていきましょう。

ど忘れ現象を防ぐ会

もの忘れ、認知症にならない　ちょっと手強《てごわ》い　漢字　思い出しテスト　◎　もくじ

第1章

よく見聞きするけど、どんな言葉か？
ちょっと手強い【ことわざ・慣用句】全112問

第2章
楽しみながら読み書きしましょう！
ちょっと手強い【一字～三字熟語】全370問

第3章
読めて当然と思っていたのに!
ちょっと手強い【四字熟語】読めますか? 全192問

第4章

書けて当然と思っていたのに！ ちょっと手強い【四字熟語】書けますか？ 全208問

第5章

考える力、記憶する力が強化される！
ちょっと手強い【日本語】全60問
奥深さを学ぶ　座右の銘にしたい

カバーデザイン●オリーブグリーン
製作協力●河野久美子
企画編集協力●オフィス朋友

第1章

ちょっと手強い

よく見聞きするけど、
どんな言葉か？

【ことわざ・慣用句】

全112問

◎昔から使われてきたことわざや慣用句には、人生の真理がつまっています。□に漢字を入れて語句を完成してください。

◎漢字で答えられなくても、ひらがなでも正解とします。でも、できるだけ正確に書こうと努めましょう。それが脳に刺激を与えます。

◎各問題の次ページに正解とその意味を記しています。その言葉が意味することも、頭に思い描きながら、書いてみましょう。

◉自己採点しましょう

- ▷ 90 問正解 ……★★★【大変よくできました】
- ▷ 70 問正解 ……★★☆【よくできました】
- ▷ 50 問正解 ……★☆☆【もう少し頑張りましょう】

人生、生き方の機微を示す言葉……その①（□に漢字を入れて完成してください）

①浅□に仇□

②明日の□より今日の□十

③鬼に□□

④□□もえくぼ

⑤□まれっ子□に憚る

⑥盗人にも三□の□

⑦□□は寝て待て

⑧艱難□を□にす

①
浅瀬《あさせ》に仇波《あだなみ》

浅瀬ほど波がたつことから、考えが浅い者ほど、むやみに騒ぎ立てるという意味になる。

②
明日《あす》の百《ひゃく》より今日《きょう》の五十《ごじゅう》

明日もらう百両より、差し迫った今日、少なくても五十両のほうがありがたい。

③
鬼《おに》に金棒《かなぼう》

鬼のように強い者に、さらに金棒のような強い物が加わり、恐いもの知らずになること。

④
痘痕《あばた》もえくぼ

疱瘡《ほうそう》のあとが残った顔でも、好きになればエクボがある可愛い顔に見えるものだ。

⑤
憎《にく》まれっ子世《こよ》に憚《はばか》る

人から好かれない人物が幅をきかせて生きている様子を表現した言葉。

⑥
盗人《ぬすっと》にも三分《さんぶ》の理《り》

・盗人＝ぬすびと、も可。

盗みをはたらくなどの犯罪者にも、少しは言い分や理由があるという意味。

⑦
果報《かほう》は寝《ね》て待《ま》て

やるべきことをした後は、ゆっくりと構えて良い知らせを待てばよいという意味。

⑧
艱難《かんなん》汝《なんじ》を玉《たま》にす

人は苦労をしてこそ、立派になるものだという意味。艱難は苦労に出合って苦しむこと。

人生、生き方の機微を示す言葉……その②（□に漢字を入れて完成してください）

①
恋は□□の外

②
□□魔多し

③
□土□に溺れる

※同じ漢字が入ります

④
□□の楼閣

⑤
□□は小説よりも奇なり

⑥
好きこそ物の□□なれ

⑦
□□併せ呑む

⑧
□車の轍を□む

① **恋《こい》は思案《しあん》の外《ほか》**

恋愛となると人は理性を失い、普通では考えられないことが起こるものという意味。

② **好事《こうじ》魔多《まおお》し**

うまくいきそうなことには、とかく邪魔が入るものだという意味。

③ **策士《さくし》策《さく》に溺《おぼ》れる**

策略をたくらむ人は、とかく策に頼りすぎて自滅することがあるという意味。

④ **砂上《さじょう》の楼閣《ろうかく》**

砂の上の建物という意味で、長続きしないこと、実現が不可能な計画をたとえる言葉。

⑤ **事実《じじつ》は小説《しょうせつ》よりも奇《き》なり**

この世には、フィクションの小説よりも不思議なことが起こることがあるということ。

⑥ **好《す》きこそ物《もの》の上手《じょうず》なれ**

好きなことは上達するものだ、好きなことは才能があるという意味。

⑦ **清濁《せいだく》併《あわ》せ呑《の》む**

善悪の分けへだてなく来る者を受け入れる、度量の大きいことをいう。

⑧ **前車《ぜんしゃ》の轍《てつ》を踏《ふ》む**

前を行く車の轍《わだち》を通るという意味で、前人のおかした失敗を繰り返すことをいう。

人生、生き方の機微を示す言葉……その③（□に漢字を入れて完成してください）

①
□頭多くして□山に登る
※同じ漢字が入ります

②
玉□かざれば器を□さず

③
□るを知る者は□む

④
天は□□を与えず

⑤
□□は金

⑥
灯台□□し

⑦
□□りの冷や水

⑧
生□□は大怪我のもと

①
船頭《せんどう》多《おお》くして船山《ふねやま》に登《のぼ》る
指揮する人が多いと、とんでもない方向へ行ってしまいがちなことのたとえ。

②
玉磨《たまみが》かざれば器《うつわ》を成《な》さず
生まれつきの才能も、学問や修養を積まなければ開花することはないという意味。

③
足《た》るを知《し》る者《もの》は富《と》む
満足することを知っている者は、心豊かに生きることができるという意味。老子の言葉。

④
天《てん》は二物《にぶつ》を与《あた》えず
神様は、優れたところを一人の人間にいくつも与えることはない。完璧な人間はいない。

⑤
沈黙《ちんもく》は金《きん》
おしゃべりであるよりは、黙っているほうが立派であるという意味。

⑥
灯台下暗《とうだいもとくら》し
灯台は遠くを照らすが、その下は暗い。同じように人は身近なことを案外知らないものだ。

⑦
年寄《としよ》りの冷《ひ》や水《みず》
高齢者が無理をして元気に振る舞うことを冷やかす、あるいは戒めの言葉。

⑧
生兵法《なまびょうほう》は大怪我《おおけが》のもと
中途半端な知識をもとにして物事を進めていくと失敗するという意味。

人生、生き方の機微を示す言葉……その④（□に漢字を入れて完成してください）

① 何でも来いに□□なし	③ □□の将は兵を語らず	⑤ 庇を貸して□□を取られる	⑦ □のない所に□は立たぬ
② □れぬ先の□	④ □多ければ□少なし	⑥ 人は一代名は□□	⑧ 瓢□から□が出る

①

何《なん》でも来《こ》いに名人《めいじん》なし

何でもできる人は、一つのことに特別に優れている人ではないということが多い。

②

濡《ぬ》れぬ先《さき》の傘《かさ》

雨に濡れないうちに傘を用意するという意味。失敗しないように用心することのたとえ。

③

敗軍《はいぐん》の将《しょう》は兵《へい》を語《かた》らず

戦に負けた将軍は、人に問われても、軍事や用兵について自説を語らないという意味。

④

花《はな》多《おお》ければ実《み》少《すく》なし

花が多く咲く木は実があまりならない。うわべはよくても真心がない人のたとえに用いる。

⑤

庇《ひさし》を貸《か》して母屋《おもや》を取《と》られる

ちょっとした所を貸したはずなのに主要なところに居座られる。恩を仇で返されることをいう。

⑥

人《ひと》は一代《いちだい》名《な》は末代《まつだい》

人は死ねば肉体は滅びるが、何かを成したという事実は後世まで残るという意味。

⑦

火《ひ》のない所《ところ》に煙《けむり》は立《た》たぬ

煙が立つには必ず燃えた物があるのだから、うわさが立つには何かしら原因があるという意味。

⑧

瓢箪《ひょうたん》から駒《こま》が出《で》る

冗談で言ったことが現実になるという意味で、思いもよらないことが起きたときに用いる。

人生、生き方の機微を示す言葉……その⑤（□に漢字を入れて完成してください）

①身を捨ててこそ□かぶ□もあれ

②□□も裏を照らさず

③下手の□□き

④坊主憎けりゃ□□まで憎い

⑤待てば海路の□□あり

⑥□□買いの銭失い

⑦□□の剣

⑧□いを転じて□となす

①
身《み》を捨《す》ててこそ浮《う》かぶ瀬《せ》もあれ

捨て身になって初めて事を成し遂げることができるという意味。

②
明鏡《めいきょう》も裏《うら》を照《て》らさず

どんなに知恵がある人でも目が届かないところはある。明鏡はよく磨かれた鏡のこと。

③
下手《へた》の横好《よこず》き

上手でないくせに、そのことに熱心なこと。下手の物好きともいう。

④
坊主憎《ぼうずにく》けりゃ袈裟《けさ》まで憎《にく》い

ある人への憎しみが強いと、その人と関連するものまで憎く感じることをいう。

⑤
待《ま》てば海路《かいろ》の日和《ひより》あり

じっと待っていればチャンスがめぐってくる、今はうまくいかなくても焦ることはない。

⑥
安物《やすもの》買《か》いの銭失《ぜにうしな》い・買いは「かい」でも可。

質が悪いとわかっていながら安い物を買うと、結局は損をして無駄遣いとなる。

⑦
諸刃《もろは》の剣《つるぎ》

一方では大変役に立つが、他方では大きな害を伴うことのたとえ。・両刃の剣、も可。

⑧
災《わざわ》いを転《てん》じて福《ふく》となす

災難をうまく処理し、利用することで良い結果を導き出すこともできるという意味。

人間関係を示唆する言葉……その①（□に漢字を入れて完成してください）

① 青は□より出でて□より青し
※同じ漢字が入ります

② 犬は三日□えば三年恩を□れず

③ 噂をすれば□がさす

④ 恩を□で□す

⑤ 金を□せば友を□う

⑥ 窮□懐に入れば猟師も□さず

⑦ 唇□びて歯□し

⑧ □らぬ□に祟りなし

①
青《あお》は藍《あい》より出《い》でて藍《あい》より青《あお》し

藍は青色を出す染料で藍より濃い青に染まることから、弟子のほうが優れていることをいう。

②
犬《いぬ》は三日《みっか》飼《か》えば三年恩《さんねんおん》を忘《わす》れず

犬のような動物でも三日飼えば恩を忘れない。まして人間は受けた恩を忘れてはいけない。

③
噂《うわさ》をすれば影《かげ》がさす

人の噂話をしていると、その人が偶然現れるものだから、人の噂話は慎んだほうがよい。

④
恩《おん》を仇《あだ》で返《かえ》す

恩を受けたら感謝し報いなければならないのに、かえって害を与えるような仕打ちをすること。

⑤
金《かね》を貸《か》せば友《とも》を失《うしな》う

金の貸し借りで壊れる友情は多い。返ってこないという覚悟で貸さなければいけない。

⑥
窮鳥《きゅうちょう》懐《ふところ》に入《い》れば猟師《りょうし》も殺《ころ》さず

逃げ場を失い飛び込んでくる鳥を猟師が撃たないように、救いを求めて来る人は助けるものだ。

⑦
唇《くちびる》滅《ほろ》びて歯《は》寒《さむ》し

助け合う仲間は、一方が滅びると、もう一方も滅びることのたとえ。

⑧
触《さわ》らぬ神《かみ》に祟《たた》りなし

関わりをもたない限りは、災いを受けることはない。そっとしておくほうが良いこともある。

人間関係を示唆する言葉……その②（□に漢字を入れて完成してください）

①　□けに刃□かう刃なし

②　三人寄れば□□の知恵

③　柔よく□を□す

④　□□に落つ

⑤　□金の□わり

⑥　□る□は打たれる

⑦　□□相憐れむ

⑧　□うに落ちず　□るに落ちる

①
情《なさ》けに刃向《はむ》かう刃《やいば》なし

情けをかけられれば、はむかう者はいないという意味。

②
三人《さんにん》寄《よ》れば文殊《もんじゅ》の知恵《ちえ》

文殊は知恵をつかさどる菩薩。おろかな者でも何人かで相談すれば解決に向かえる。

③
柔《じゅう》よく剛《ごう》を制《せい》す

弱い者が強い者をまかすことがあるという意味。弱く見えても芯があれば強いとも読み取れる。

④
人後《じんご》に落《お》つ

人に負けている、人より劣っているという意味。逆の意味で人後に落ちないもよく使われる。

⑤
断金《だんきん》の交《まじ》わり

金属を切断するほど強固な気持ちで結ばれた、ゆるぎのない友情のことをいう。

⑥
出《で》る杭《くい》は打《う》たれる

人より優れているなどで目立つ存在は、他の杭と同じ高さにするためにたたかれるものだ。

⑦
同病《どうびょう》相憐《あいあわ》れむ

苦労をしている者は、互いに理解でき親しみを抱きやすいという意味。

⑧
問《と》うに落《お》ちず語《かた》るに落《お》ちる

問われれば隠そうとするが、自分から話すとついしゃべってしまう。事実を隠すのは困難。

人間関係を示唆する言葉……その③（□に漢字を入れて完成してください）

①　□くて□きは男女の仲

②　皿なめた□が科を□う

③　□けは人の□ならず

④　人の□には戸を□てられぬ

⑤　□心あれば□心あり

⑥　□は友を□ぶ

⑦　□して□ぜず

⑧　□□相照らす

①
遠《とお》くて近《ちか》きは男女《だんじょ》の仲《なか》
男性と女性は結ばれやすいという意味で、清少納言が「枕草子」の中で書いた言葉。

②
皿《さら》なめた猫《ねこ》が科《とが》を負《お》う
魚をとった猫が逃げた後に来た猫が悪者になるように、張本人はつかまらないというたとえ。

③
情《なさ》けは人《ひと》の為《ため》ならず
人にかけた情けは、その人のためになるばかりか、いつか自分にもかえってくるので良い。

④
人《ひと》の口《くち》には戸《と》を立《た》てられぬ
人が口にするうわさは、止められない。悪口は世にはびこるものだという意味合いがある。

⑤
魚《うお》心《ごころ》あれば水《みず》心《ごころ》あり
相手の出方次第でこちらの対応も違ってくるという意味。・水心あれば魚心あり、も可。

⑥
類《るい》は友《とも》を呼《よ》ぶ
気の合う者同士、似た者同士は自然に集まってくるものだという意味。

⑦
和《わ》して同《どう》ぜず
人と協力して調和を保って行動しても、やたらと従っているわけではないという意味。

⑧
肝胆《かんたん》相照《あいて》らす
互いに心の底まで打ち明けて親しく付き合うことをいう。

人間関係を示唆する言葉……その④（□に漢字を入れて完成してください）

①
□の□より年の功

②
子に引かるる□□

③
□いたいことは明日□え

※同じ漢字が入ります

④
□の上の蠅を□う

⑤
後ろ□を□される

※同じ漢字が入ります

⑥
□□耳に逆らう

⑦
□を返す
（―ように冷たくなった）

⑧
己の□せざる所は
人に□すなかれ

①
亀《かめ》の甲《こう》より年《とし》の功《こう》

年長者の経験は尊いものだという意味。功はもともと、長い時間を表す劫を用いた。

②
子《こ》に引《ひ》かるる親心《おやごころ》

子どもがかわいいあまりに親の心がくもり、現実を見つめられないことがあるという戒め。

③
言《い》いたいことは明日《あす》言《い》え

激怒したり興奮している今は言うことを控え、ひと晩よく考えてから言うほうがよい。

④
頭《あたま》の上《うえ》の蠅《はえ》を追《お》う

人の世話をやくより、自分のことをきちんとしたほうがよいという戒めの言葉。

⑤
後《うし》ろ指《ゆび》を指《さ》される

背後から指さされるように、陰で悪口を言われること。

⑥
忠言《ちゅうげん》耳《みみ》に逆《さか》らう

忠告の言葉は聞きたくないもので、相手の感情を逆なでし素直に受け入れてもらえないものだ。

⑦
掌《てのひら》を返《かえ》す

・掌＝たなごころ、も可。

手の平を返すように、にわかに今までとは異なる態度をとること。

⑧
己《おのれ》の欲《ほっ》せざる所《ところ》は人《ひと》に施《ほどこ》すなかれ

自分が欲しくないものを人にあげてはいけない。人に何かをするときはよく考えるべきだ。

自然、動物、植物に関わる言葉……その①（□に漢字を入れて完成してください）

①□□の衆

②老いたる□は路を□れず

③□の水かき

④□を射んとせばまず□を射よ

⑤獅子□□の虫

⑥□に叢雲□に風

⑦□□の蓮

⑧□は死して□をとどめ、人は死して名を残す

①
烏合《うごう》の衆《しゅう》

規則も統制もない群衆のこと。数は多くても、何もできない集まりのこと。

②
老《お》いたる馬《うま》は路《みち》を忘《わす》れず

山で道に迷ったら、年をとった馬を先頭にすると道に出る、経験ある者は判断を誤らない。

③
鴨《かも》の水《みず》かき

鴨は水に浮いているときにも絶えず水かきを動かしている。人知れず苦労していることをいう。

④
将《しょう》を射《い》んとせばまず馬《うま》を射《い》よ

大将を仕留めようと思えば、先に馬を仕留めるのがよい。大物を攻める場合も周りを攻める。

⑤
獅子《しし》身中《しんちゅう》の虫《むし》

獅子の体内に寄生して死に至らしめる虫という意味。恩を仇で返す者や内乱を起こす者をいう。

⑥
月《つき》に叢雲《むらくも》花《はな》に風《かぜ》

せっかくの月に雲がかかり、花が風に飛ばされる。良いことには邪魔が入りやすいという意味。

⑦
泥中《でいちゅう》の蓮《はす》

汚れた環境の中でもそれに影響されずに、清らかさを保っていることのたとえ。

⑧
虎《とら》は死《し》して皮《かわ》をとどめ、人《ひと》は死《し》して名《な》を残《のこ》す

虎が死後に立派な毛皮を残すように、人は死んだ後に名前を残すような生き方をすべきだ。

自然、動物、植物に関わる言葉……その②（□に漢字を入れて完成してください）

①
鳴く□よりも
鳴かぬ□が身をこがす

②
□した魚は□きい

③
□れる□こそ露をも厭え

④
□に鰹□

⑤
馬の□を□ける

⑥
十日の□、六日の□蒲

⑦
□ににらまれた□

⑧
木に□を□ぐ

①
鳴《な》く蝉《せみ》よりも鳴《な》かぬ蛍《ほたる》が身《み》をこがす

口に出してあれこれ言う者より、口に出して言わない者のほうが、心の中では深く思っている。

②
逃《のが》した魚《さかな》は大《おお》きい

手に入れそこなったものは、くやしさが加わって、実際より価値があるように思われる。

③
濡《ぬ》れぬ先《さき》こそ露《つゆ》をも厭《いと》え

濡れないうちは用心するが、濡れれば気にしなくなる。あやまちは一度おかすと平気になる。

④
猫《ねこ》に鰹節《かつおぶし》

猫に好物の鰹節の番をさせるのと同様、間違いを起こしやすい状況を招くこと。

⑤
馬《うま》の背《せ》を分《わ》ける

夕立の降り方は局地的で、馬の背を境に一方は降り、他方では降らないものだ。

⑥
十日《とおか》の菊《きく》、六日《むいか》の菖蒲《しょうぶ》

・菖蒲＝あやめ、も可。

九月九日、五月五日の節句を過ぎると菊も菖蒲も無用になる。時期遅れで役に立たないこと。

⑦
蛇《へび》に睨《にら》まれた蛙《かえる》

蛇に睨まれた蛙は逃げることも立ち向かうこともできない。恐怖で立ちすくむ様子のたとえ。

⑧
木《き》に竹《たけ》を接《つ》ぐ

木と竹は接ぎ木ができないように、ちぐはぐで調和がとれないことのたとえである。

自然、動物、植物に関わる言葉……その③（□に漢字を入れて完成してください）

①柳に□□れなし

②闇に□□

③両□に□

④□の千声□の一声

⑤□り子の□

⑥□を矯めて□を殺す

⑦□を指して□となす

⑧大□は小□に棲まず

①
柳《やなぎ》に雪《ゆき》折《お》れなし

柳は弱々しく見えるがしなやかで雪にあたっても折れない。しなやかなものの強さをいう。

②
闇《やみ》に鉄砲《てっぽう》

目標物がよく見えない闇で鉄砲を撃つ。つまりは、あてずっぽうで行なうこと。

③
両《りょう》手《て》に花《はな》

優劣がつけられないほど良いものを両手に持つということ。女性を両脇にはべらすこともいう。

④
雀《すずめ》の千声《せんこえ》鶴《つる》の一声《ひとこえ》

つまらない者ががやがやと言うより、主だった人が言うことで物事がおさまることをいう。

⑤
張《は》り子《こ》の虎《とら》

張り子で虎の形を作り、首が振るようにしたおもちゃ。虚勢を張る人のことをいう。

⑥
角《つの》を矯《た》めて牛《うし》を殺《ころ》す

欠点を直すことや、つまらないことにこだわり、根本的なことや全体をだめにしてしまうこと。

⑦
鹿《しか》を指《さ》して馬《うま》となす

間違ったことを押し通すこと。自分の権勢を試そうと鹿を馬であると偽った中国の故事から。

⑧
大魚《たいぎょ》は小池《しょうち》に棲《す》まず

大きい魚は狭い所にはいない。大人物もせせこましい所であくせくすることはない。

◎ちょっと待って頭の体操テスト◎

一字誤りの間違い探し……その①

① 嘘も法便	③ 考行のしたい時分に親はなし	⑤ 林をつついて蛇を出す	⑦ 罪を憎んで人を憎まず
② 親しき仲にも令儀あり	④ 善人樹を植えて後人涼を得	⑥ 爪の蔓に茄子はならぬ	⑧ 七度訪ねて人を疑え

① 嘘《うそ》も方便《ほうべん》

物事を円滑にするための手段として嘘をつくことが必要なときもあるという意味。

② 親《した》しき仲《なか》にも礼儀《れいぎ》あり

親しさに慣れて無礼な態度をとると友情も壊れることがある。長い付き合いにも礼儀が大切。

③ 孝行《こうこう》のしたい時分《じぶん》に親《おや》はなし

若い頃には親のありがたみがわからず、恩を返したいと思う頃には親は亡くなっているものだ。

④ 前人《ぜんじん》樹《き》を植《う》えて後人《こうじん》涼《りょう》を得《う》

昔の人が植えた木のおかげで涼しさを味わえる。前の人の行ないにより後の人が楽をすること。

⑤ 藪《やぶ》をついて蛇《へび》を出《だ》す

しなくてもよいことをして、かえって事態をまずくしてしまうこと。

⑥ 瓜《うり》の蔓《つる》に茄子《なすび》はならぬ

瓜の蔓には瓜しかならず茄子は茄子の木にしかならない、血筋はあらそえないことのたとえ。

⑦ 罪《つみ》を憎《にく》んで人《ひと》を憎《にく》まず

犯した罪は憎むべきだが、罪を犯した人そのものまで憎んではいけないという教え。

⑧ 七度《ななたび》尋《たず》ねて人《ひと》を疑《うたが》え

盗まれたと思っても置き忘れが多い。軽々しく人を疑ってはいけないという戒めの言葉。

◎ちょっと待って頭の体操テスト◎

一字誤りの間違い探し……その②

① 寄らば大樹の影

② 足許に火がつく

③ 嘘つきは泥棒の初まり

④ 下衆(種)の後智恵

⑤ 恋は癖者

⑥ 月夜に提灯冬火鉢

⑦ 必用は発明の母

⑧ 実から出た錆

①
寄《よ》らば大樹《たいじゅ》の陰《かげ》

身を寄せるには大木の下が安全。同じ頼るならば、勢力のある人のほうが良いというたとえ。

②
足下《あしもと》(元)に火《ひ》がつく

危険が身辺に迫っていること。思いがけなく自分の身におよび慌てるときによく使う。

③
嘘《うそ》つきは泥棒《どろぼう》の始《はじ》まり

平気で嘘をつく人は、罪悪感が薄く、どんどんと悪いことをするようになるという意味。

④
下衆《げす》(種)の後知恵《あとぢえ》

つまらない者は、肝心なときに良い考えが浮かばず、物事がすんだあとに名案を思いつく。

⑤
恋《こい》は曲者《くせもの》

分別のある人でも恋愛をすると理性が失われ、とんでもないことをすることがある。

⑥
月夜《つきよ》に提灯《ちょうちん》夏火鉢《なつひばち》

明るい月夜に提灯は不要、暑い夏に火鉢は不要。不必要なだけでなく邪魔になることのたとえ。

⑦
必要《ひつよう》は発明《はつめい》の母《はは》

必要があるから発明を産み出そうという気になり、発明につながるという意味。

⑧
身《み》から出《で》た錆《さび》

この苦しみは、もともとの原因を自分で作った、また過去の過ちによるものだという意味。

第2章

ちょっと手強い

楽しみながら読み書きしましょう！【一字～三字熟語】

全370問

◎この章では、漢字の美しさが最も感じられる一字漢字、最もよく使われる二字熟語、面白味にあふれる三字熟語を集めました。

◎漢字がかもし出す風景や気持ちを頭に思い描きながら、楽しみながら読んだり、書いたりしてみましょう。

◉自己採点しましょう

▷300 問正解 ……★★★【大変よくできました】
▷220 問正解 ……★★☆【よくできました】
▷150 問正解 ……★☆☆【もう少し頑張りましょう】

一字漢字～読めますか？……その①

① 暁（春眠―を覚えず）

② 泡（―となって消えた）

③ 戦（宿敵と―が始まった）

④ 氏（―素性が不明だ）

⑤ 渦（―潮で有名な鳴門海峡）

⑥ 宴（―で美しく舞う）

⑦ 現（夢か―か幻か）

⑧ 畝（畑に―を作る）

⑨ 囮（警察の―捜査）

⑩ 傘（―を折りたたむ）

⑪ 敵（江戸の―は長崎で）

⑫ 窯（陶磁器を作る登り―）

⑬ 殻（―に閉じこもる）

⑭ 缶（魚の―詰）

⑮ 門（―で門戸を占める）

⑯ 冠（李下に―を正さず）

① **あかつき**
現在はやや明るくなった頃を指すが、昔は夜が明ける直前。

② **あわ**
液体が空気を含み丸く膨らんだもの。はかないことも表す。

③ **いくさ**
軍隊と軍隊が繰り広げる戦争のこと。

④ **うじ**
同じ祖先から出た血縁のある集団。名字の下につける敬称。

⑤ **うず**
流れの中で丸く自転している部分。また、めまぐるしい動き。

⑥ **うたげ**
酒宴、宴会のこと。[例]梅花の―で読まれた歌。

⑦ **うつつ**
現実にあること、目覚めている状態をいう。

⑧ **うね**
畑に作物を植えるため間隔をおいて土を筋状に盛り上げた所。

⑨ **おとり**
誘い寄せるためのもの。もとは鳥獣捕獲に使う鳥獣を指した。

⑩ **かさ**
雨、雪、日光などをさえぎるために頭の上にかざすもの。

⑪ **かたき**
闘う相手、競争相手。恨みがある相手を指すこともある。

⑫ **かま**
物を高温度に熱したり溶かしたりする装置。[例]陶芸―。

⑬ **から**
外側を覆っているもの。中身がなくなった外皮をいうことも。

⑭ **かん**
金属製の容器のこと。英語のcan（キャン）からきている。

⑮ **かんぬき**
門戸をしっかりと閉めるための横木のこと。

⑯ **かんむり**
頭にかぶるものの総称。[例]ひな人形の―。

一字漢字～読めますか？……その②

① 癖（無くて七—）

② 屑（—を拾う）

③ 件（冒頭の—が美しい）

④ 唇（—を噛みしめる）

⑤ 碁（彼は永遠の—敵だ）

⑥ 隅（重箱の—をつつく）

⑦ 咳（風邪で—こむ）

⑧ 賊（—に襲われる）

⑨ 棚（—からぼたもち）

⑩ 坪（一—は約畳二枚です）

⑪ 弦（弓の—を張る）

⑫ 刺（バラには—がある）

⑬ 瓶（花—に花を挿す）

⑭ 塀（—を越える）

⑮ 繭（カイコの繭づくり）

⑯ 籾（—を脱穀する）

① **くせ**
偏った好みや習慣。その人の特徴となるようなしぐさ。

② **くず**
役に立たないもの。細かくなった廃物。選んだあとのもの。

③ **くだり**
文章の中の一部分。例その—を再読した。

④ **くちびる**
口の縁《へり》という意味から発生した名称。

⑤ **ご**
盤上に白と黒の石を並べて二人で対戦する陣地取りのゲーム。

⑥ **すみ**
囲まれた区域の角。中央でない所。例—から—までを探す。

⑦ **せき**
のどの粘膜に加えられた刺激によって出される強い息。

⑧ **ぞく**
盗みをはたらく者のこと。悪事をたくらむ者。反逆者。

⑨ **たな**
板を平らにかけて物を載せられるようにした物。

⑩ **つぼ**
一区画の土地。一般に縦と横が同じ長さの形をいう。

⑪ **つる**
弓に張る糸。琴などの楽器に張る糸。げんでも可。

⑫ **とげ**
固くて先がとがり触ると痛い。バラ、サボテン、ウニなどに。

⑬ **びん**
主に液体を入れる容器。素材はガラス、陶器、金属など。

⑭ **へい**
家や敷地などの境界線に設ける囲いのこと。

⑮ **まゆ**
昆虫のサナギを保護する包被。幼虫が吐く繊維が土台になる。

⑯ **もみ**
脱穀する前の米のこと。例畑に—殻をまく。

一字漢字～書けますか？

① ことぶき（めでたい）
② すず（―の音）
③ せん（コルクの―）
④ たましい（―を揺さぶられる）
⑤ つつ（賞状を入れる―）
⑥ とびら（―が開かない）
⑦ はだか（―の大将）
⑧ はな（演技に―がある）
⑨ ふさ（ブドウの―）
⑩ ふくろ（―の中身）
⑪ ます（―酒）
⑫ まぼろし（―のようだ）
⑬ みさき（―の灯台）
⑭ やいば（鋭い―）
⑮ わく（―で囲む）
⑯ わざ（神の―）

①**寿**
めでたいこと。言葉で祝うこと。その言葉を指すことも。

②**鈴**
中が空洞で、多くは球形をしていて、振って音を出す。

③**栓**
穴に差し込み中身が出ないようにするもの。

④**魂**
生き物の体に宿り、心の働きをすると考えられているもの。

⑤**筒**
丸く細長いもので、中が空洞になっている。

⑥**扉**
開き戸の戸。書籍で書名や著者名が記された最初のページ。

⑦**裸**
衣類を脱ぎ、全身の肌が表れている状態のこと。

⑧**華**
美しいことや盛りであることをいう。

⑨**房**
花や実などがたくさん群がっているもの。みかんの袋の一つ。

⑩**袋**
主に布や革で作られた、中に物を入れるもの。

⑪**升**(枡も可)
液体状、粉末状のものなどを入れて、分量を量る容器のこと。

⑫**幻**
実在しないのにその姿が見えるもの。はかないもの。

⑬**岬**
海または湖に突き出した陸地の端のことをいう。

⑭**刃**
火に焼き水に浸して鍛えた刃物。また刃物のように鋭いもの。

⑮**枠**
制限や範囲。器具などの形が崩れないようにするもの。

⑯**業**
しわざのこと。仕事や職業。

ファッションに関する一字漢字～読めますか？

① 襟（―を正す）	⑤ 紅（―を引く）	⑨ 絽（夏向きの―の着物）	⑬ 晒（―を巻く）
② 袖（―を通す）	⑥ 裄（―丈を測る）	⑩ 裃（―を着る）	⑭ 袷（―の着物）
③ 丈（身の―を知る）	⑦ 絣（―の着物）	⑪ 縞（―模様）	⑮ 袴（袴をはく）
④ 機（―を織る）	⑧ 釦（―を外す）	⑫ 髷（―を切る）	⑯ 袵（―下がり）

① **えり**
衣服の首をかこむ部分。デザインにより多様な形がある。

② **そで**
衣服の腕を通す部分。門や舞台の両端のこともいう。

③ **たけ**
衣服の縦の長さのこと。

④ **はた**
織物を作る装置の総称。人力で操作する織機のこと。

⑤ **べに**（くれない）
ベニバナからとった赤い色の色素。口紅のこと。

⑥ **ゆき**
衣服の背中の縫い目上部から袖口の長さのこと。

⑦ **かすり**
ところどころかすったような模様がある織物や染物。

⑧ **ぼたん**
衣服の合わせる部分をとめるもの。素材は金属、貝、木など。

⑨ **ろ**
夏の衣服用に織られた、すきめのある薄い絹の布のこと。

⑩ **かみしも**
江戸時代の武士の礼服。はかまと同色の肩衣《かたぎぬ》から成る。

⑪ **しま**
筋模様が浮き出る織物や、そのような模様が入った染物。

⑫ **まげ**
日本髪や武士の髪型のように、髪の毛を束ねて丸めたもの。

⑬ **さらし**
さらして白くした綿の布。吸湿性と通気性に富む。

⑭ **あわせ**
裏地のついた着物のことで、四月、九月の初旬用。

⑮ **はかま**
腰から下を覆うひだの多い衣服で着物の上から着る。

⑯ **おくみ**
着物で、前身頃、襟から裾《すそ》までの細長い布をいう。

動物、植物に関する一字漢字〜読めますか？

①　**蚊**（―に刺される）

②　**狆**（―は小型のペット犬です）

③　**鶏**（―は家禽《かきん》です）

④　**豹**（―は猛獣です）

⑤　**蛭**（―に血を吸われる）

⑥　**貂**（―は夜行性です）

⑦　**鱒**（―はサケ科です）

⑧　**菫**（―は英名バイオレット）

⑨　**椚**（―の実はドングリ）

⑩　**楡**（小説・―家の人びと）

⑪　**李**（―の実は美味しい）

⑫　**樅**（小説・―の木は残った）

⑬　**茎**（―わかめは美味しい）

⑭　**柳**（―に風……）

⑮　**穂**（…首を垂れる稲―かな）

⑯　**苗**（田んぼに―を植える）

① **か**
夏に発生する昆虫。羽音をたてて飛び人の肌から吸血する。

② **ちん**
犬の一品種で小型。江戸時代から愛玩用として飼われた。

③ **にわとり**
庭鳥という意味。弥生時代から広く飼育されてきた。

④ **ひょう**
黄色の地に黒い斑点をもつネコ科の哺乳類。

⑤ **ひる**
池や沼などに棲《す》み、普段は扁平だが吸血すると膨らむ。

⑥ **てん**
イタチ科の哺乳類。山に棲み、毛皮の美しさが珍重される。

⑦ **ます**
初夏、川をさかのぼって産卵する魚。食用として好まれる。

⑧ **すみれ**
春に野に咲く多年草。花の色は濃い紫色が多い。

⑨ **くぬぎ**
山野に自生し、雑木林を形成するブナ科の落葉高木。

⑩ **にれ**
落葉高木。十ｍを超す大木となり、建材として利用される。

⑪ **すもも**
中国原産の落葉小高木。酸味のある実をつける果樹。

⑫ **もみ**
マツ科の常緑針葉樹で、三十ｍくらいの大木になる。

⑬ **くき**
植物の根と葉の間にあり水分や養分の通路の役目を果たす。

⑭ **やなぎ**
落葉高木または低木。枝がしだれるのが特徴。

⑮ **ほ**
長い花軸の先端に花や実が群がりついたもの。稲、薄《すすき》など。

⑯ **なえ**
植物の成長過程で、種子から発芽したばかりの時期をいう。

◎ちょっと待って頭の体操テスト◎　どちらが正しい送り仮名？

① ・穏やか　・穏か

② ・悔やむ　・悔む

③ ・滑めらか　・滑らか

④ ・緩やか　・緩か

⑤ ・架ける　・架る

⑥ ・欺むく　・欺く

⑦ ・絞ぼる　・絞る

⑧ ・携える　・携る

⑨ ・顧みる　・顧る

⑩ ・施こす　・施す

⑪ ・遂げる　・遂る

⑫ ・繕ろう　・繕う

⑬ ・怠ける　・怠る

⑭ ・滞おる　・滞る

⑮ ・赴むく　・赴く

⑯ ・募のる　・募る

①
穏《おだ》やか
安らかで静かなこと。

②
悔《く》やむ
後悔したり、残念がること。

③
滑《なめ》らか
でこぼこがなく、すべすべしている状態のこと。

④
緩《ゆる》やか
ゆとりがある様子。傾斜がなだらかであること。

⑤
架《か》ける
ある所から他の所までわたすことをいう。例橋を—。

⑥
欺《あざむ》く
だます、まどわすという意味。例敵を—。

⑦
絞《しぼ》る
強くねじり液体を出す。出ないものを無理に出そうとする。

⑧
携《たずさ》える
手に提げて持っていく、連れだって行く、提携する。

⑨
顧《かえり》みる
もう一度来て見る。背後を振り返って見る。

⑩
施《ほどこ》す
行なうこと。広く恩恵を与えるというニュアンスがある。

⑪
遂《と》げる
成し終える。最後にそういう結果になる。

⑫
繕《つくろ》う
修理する。上手くおさめる。準備するなどの意味がある。

⑬
怠《なま》ける
するべきことをしない、あるいは一生懸命にやらないこと。

⑭
滞《とどこお》る
動きが途中で止められて、足踏み状態になること。

⑮
赴《おもむ》く
場所や状態などの、ある方向へ向かって行くこと。

⑯
募《つの》る
ますます激しくなること。また広く求めて集めること。

身近にある二字熟語〜読めますか？……その①

①
隘路
（―にはまり込む）

②
足枷
（手枷―になる）

③
軋轢
（―が生じる）

④
所謂
（彼は―独身貴族だ）

⑤
淫靡
（―な雰囲気）

⑥
引喩
（―による表現）

⑦
蘊蓄
（―を傾ける）

⑧
曳航
（船を―する）

⑨
嬰児
（―に母乳を）

⑩
餌食
（詐欺師の―になる）

⑪
襟章
（軍服の―）

⑫
掩蔽
（―された事実）

⑬
会得
（泳法を―する）

⑭
横臥
（―して休む）

⑮
大凡
（―の計画）

⑯
屠蘇
（お―気分）

① **あいろ**

狭くて通りにくい通路のこと。障害や難点をいうこともある。

② **あしかせ**（あしがせ、あしかし、とも）

足をはさむ刑罰の道具。転じて足手まといになるもの。

③ **あつれき**

車輪がきしるという意味から、人の仲が悪くなること。

④ **いわゆる**

世間でよく言われている、俗に言う。謂《いい》は言うという意味。

⑤ **いんび**

みだらと同義語。性的にだらしない様子を指す。

⑥ **いんゆ**

言いたいことを有名な詩歌、文章、語句を引用していうこと。

⑦ **うんちく**

知識を深く知り、蓄えていること。蓄えた知識を指すことも。

⑧ **えいこう**

船が他の船を引っ張って航行すること。船以外は「曳行」。

⑨ **えいじ**

生まれたばかりの赤ちゃんのこと。

⑩ **えじき**

餌《えさ》として食べられるもの。狙われて犠牲になるという意味も。

⑪ **えりしょう**

階級や所属学年などがわかるように洋服の襟につける徽章《きしょう》。

⑫ **えんぺい**

覆い隠すこと。例 事故を―する。

⑬ **えとく**

意味を理解して自分のものとすること。

例 真理を―する。

⑭ **おうが**

体を横にして寝ること。

⑮ **おおよそ**

大体において、また世間一般ではという意味。

⑯ **とそ**

正月の祝儀として飲む酒のこと。平安時代からの伝統である。

身近にある二字熟語〜読めますか？……その②

① 邂逅（旧友と―した）

② 灰燼（―となった国宝）

③ 乖離（人心から―した政治）

④ 固唾（―を呑んで見守る）

⑤ 陥穽（―にはまる）

⑥ 巷説（―によれば）

⑦ 蠱惑（―に惑わされる）

⑧ 蹉跌（小説・青春の―）

⑨ 瑣末（―な事由）

⑩ 収斂（意見を―する）

⑪ 招聘（―に応じる）

⑫ 咀嚼（名言を―する）

⑬ 知悉（現場を―する）

⑭ 逼迫（財政が―する）

⑮ 辺鄙（―な隠れ里）

⑯ 耄碌（父も―したな）

① かいこう
偶然に、あるいは思いがけずに、めぐり会うこと。

② かいじん
灰と燃え残り、つまりは滅びること。例 —に帰する。

③ かいり
離れ離れになる、そむき離れること。例 理想と現実の—。

④ かたず
緊張して息をこらすことにより、たまる唾《つば》のこと。

⑤ かんせい
人を陥《おとしい》れるはかりごと。獣をとらえるための穴。

⑥ こうせつ
世間で取沙汰されるうわさや風説。例 —に惑わされる。

⑦ こわく
人の心を引きつけ、惑わすこと。例 —的な美女。

⑧ さてつ
つまずくこと。失敗すること。例 青春の—。

⑨ さまつ
ほんのちょっとした、些細なこと。例 —な理由。

⑩ しゅうれん
集めて、引き締めたり縮めたりする。税を取り立てること。

⑪ しょうへい
礼をつくして招くこと。例 芥川賞作家を—する。

⑫ そしゃく
かみ砕くこと。また物事や文章の意味をよく考え味わうこと。

⑬ ちしつ
知り尽くすこと。詳しく知ること。例 内情を—している。

⑭ ひっぱく
事態がさし迫り、危険だったり、余裕がないこと。

⑮ へんぴ
街中から離れた不便な土地のこと。例 —な村。

⑯ もうろく
年をとって老いぼれること。例 すっかり—して……。

身近にある二字熟語～書けますか？……その①

①
あぜ道
（田んぼの小道）

②
あだ名
（ニックネーム）

③
あっ旋
（仕事を―する）

④
あん梅
（いい―に仕上がる）

⑤
いさい
（―面談）

⑥
いれ青
（体に―を彫る）

⑦
迂かい
（―路を設ける）

⑧
がん作
（―と判明）

⑨
詭《き》べん
（―を弄する）

⑩
きっぽう
（良い知らせ）

⑪
きゅうてき
（―を討つ）

⑫
矜《きょう》じ
（―が許さない）

⑬
きん呈
（差し上げる）

⑭
きん差
（―で敗れる）

⑮
ぎょうそう
（すさまじい―）

⑯
きふく
（―に富んだ地形）

① **畦道**

田んぼと田んぼの間の小道のこと。

② **渾名**(綽名も可)

ニックネーム。多くはその人の特徴などが元になる。

③ **斡旋**

物事が進展するように、人と人の間をとりもつこと。

④ **塩梅**

料理の味を調えること。また物事のほどあいという意味も。

⑤ **委細**

細かく詳しいことをいう。

⑥ **刺青**

肌に文字や絵などを彫り付けること。**入れ墨**と書くことも。

⑦ **迂回**

回り道をすること。ある場所を避けて遠回りしていくこと。

⑧ **贋作**

にせものを作ること。また、にせの作品のことを指す。

⑨ **詭弁**

道理に合わない弁論。こじつけで、非を理に曲げる弁論。

⑩ **吉報**

良い便り、喜ばしい知らせのこと。

⑪ **仇敵**

かたき。因縁のある敵のこと。

⑫ **矜持**

プライドのこと。自分の能力を信じて抱く誇り。**矜恃**も可。

⑬ **謹呈**

謹《つつし》んで差し上げるという意味。何かを贈るときに用いる。

⑭ **僅差**

ほんの少しの差という意味。

⑮ **形相**

顔つきのことだが、激しい感情が感じられる場合に使われる。

⑯ **起伏**

高くなったり(栄えたり)、低くなったり(衰えたり)すること。

身近にある二字熟語〜書けますか？……その②

①
けん約
（お金を—する）

②
こうさく
（道が—している）

③
こう甚
（—のいたり）

④
じょうし
（本を—した）

⑤
すいとう
（—帳をつける）

⑥
だっ兎
（—のごとく）

⑦
ちぎょ
（—を放流する）

⑧
てん削
（答案の—）

⑨
顛《てん》まつ
（事の—を語る）

⑩
ねん挫
（足首の—）

⑪
のだて
（春の—）

⑫
のりと
（神主が—をあげる）

⑬
みち
（—との遭遇）

⑭
もろて
（—を挙げて賛成）

⑮
らっ款《かん》
（—を見て判断）

⑯
れんか
（—で購入）

① **倹約**
費用を切り詰めてむだ遣いをしないこと。節約。

② **交錯**
いくつかのことが入り混じること。

③ **幸甚**
何よりの幸せという意味。手紙に用いられることが多い。

④ **上梓**
梓《あずさ》を版木に用い印刷したことから書物を出版すること。

⑤ **出納**
出し入れのこと。金銭の収入と支出のこと。

⑥ **脱兎**
逃げ出す兎《うさぎ》のように、動作の機敏な様子を表現する言葉。

⑦ **稚魚**
卵からかえって間もない魚のことをいう。

⑧ **添削**
文章や答案などを、書き加えたり削ったりして改め直すこと。

⑨ **顛末**
事の始まりから終わりまでの有様。事のいきさつをいう。

⑩ **捻挫**
関節を捻《ね》じって、挫《くじ》くこと。

⑪ **野点**
野外でお茶をたてること。

⑫ **祝詞**
祭りの儀式でとなえる祝いの言葉。

⑬ **未知**
まだ知らないこと。知られていないこと。

⑭ **諸手**
左右両方の手のこと。全軍という意味もある。

⑮ **落款**
書画に作者が自筆で署名したり印を押すこと。その署名や印。

⑯ **廉価**
値段が安いこと。

人の気持ちや様子を表す二字熟語〜読めますか？

① 哀婉（—な恋情）	⑤ 悦楽（—にふける）	⑨ 華奢（—な作り）	⑬ 高鼾（—をかく）
② 婀娜（—な姿）	⑥ 鷹揚（—な態度）	⑩ 怪訝（—な顔）	⑭ 恫喝（—して金を取る）
③ 慇懃（—な態度）	⑦ 嗚咽（—が漏れる）	⑪ 相伴（お—にあずかる）	⑮ 慟哭（訃報に接し—する）
④ 迂闊（—にも口を滑らす）	⑧ 愕然（—となる）	⑫ 精悍（—な顔つき）	⑯ 憐憫（—のまなざし）

① **あいえん**
しとやかで、風情のある美しい人を表現する言葉。

② **あだ**
女性の美しく、たおやかな様子。色っぽくなまめかしい様子。

③ **いんぎん**
礼儀正しく丁寧なこと。親しい交わり。

④ **うかつ**
注意が足らずにうっかりすること。例―な話。

⑤ **えつらく**
喜び楽しむこと。例―にひたる。

⑥ **おうよう**
ゆったりと落ち着いていること。悠然としていること。

⑦ **おえつ**
むせび泣くこと。すすり泣くこと。

⑧ **がくぜん**
ひどく驚く様子を表した言葉。例成績に―とする。

⑨ **きゃしゃ**
ほっそりとした上品な体つきで美しいこと。

⑩ **けげん**
不思議で合点がいかず、訝《いぶか》しく思うこと。

⑪ **しょうばん**
連れ立つこと。饗宴の正客に同席して饗応を受けること。

⑫ **せいかん**
鋭く勇ましいこと。気性や、動作などにいう。

⑬ **たかいびき**
大きな鼾。転じて何の心配もないように寝入っている様子。

⑭ **どうかつ**
おどして恐れさせること。例大声で―する。

⑮ **どうこく**
大声をあげて嘆き泣くこと。例葬儀での―。

⑯ **れんびん**
憐《あわ》れむこと。情けをかけること。例―の情がわく。

人の気持ちや様子を表す二字熟語～書けますか？

①
あい槌《づち》
（―を打つ）

②
あいぼう
（パートナー）

③
あっけ
（―にとられる）

④
いそうろう
（―はお断り！）

⑤
おう柄
（―な態度）

⑥
おんわ
（―な人柄）

⑦
けっぺき
（―症）

⑧
けん遜
（―して言う）

⑨
こわもて
（恐ろしい顔）

⑩
しょうしん
（―の旅）

⑪
呻ぎん
（苦しむ）

⑫
しん摯《し》
（―なまなざし）

⑬
そ忽《こつ》
（―者でして）

⑭
そえん
（だんだんと―に）

⑮
たいじ
（向かい合う）

⑯
のど閑《か》
（―な春の日）

① **相槌**（相鎚、も可）
「相槌を打つ」で相手の話に同意する、調子を合わせるの意。

② **相棒**
共に仕事をする相手のこと。もとは籠《かご》の担ぎ手の相手のこと。

③ **呆気**
驚き呆《あき》れた状態をいう。

④ **居候**
他人の家に住みついた人のこと。

⑤ **横柄**（押柄、も可）
おごりたかぶって無礼な態度をいう。

⑥ **温和**
おだやかなこと。温暖でのどかな気候についてもいう。

⑦ **潔癖**
不潔や不正を極度に嫌うこと。またそのような性質をいう。

⑧ **謙遜**
控えめな態度で振る舞うこと。へりくだること。

⑨ **強面**
恐ろしい顔つき。こわおもてが縮まった読み方。

⑩ **傷心**
心を傷《いた》めること。悲しい気持ち。悲しく傷ついた心。

⑪ **呻吟**
呻《うめ》くこと。唸《うな》り声が出るほど苦しむこと。

⑫ **真摯**
まじめで、ひたむきなこと。

⑬ **粗忽**
軽はずみでそそっかしい性質。あわただしいこと。

⑭ **疎遠**
関係性が遠いこと。音信や行き来が乏しいこと。

⑮ **対峙**
向き合って立つこと。

⑯ **長閑**
のんびりと落ち着いて静かな様子。心配のない状態。

自然に関わる二字熟語〜読めますか？

①茜雲

②雨霰

③暗礁

④空蝉

⑤薫風

⑥木陰

⑦灼熱

⑧氷柱

⑨曇天

⑩風紋

⑪暮色

⑫湧水

⑬夕凪

⑭宵闇

⑮夜風

⑯雷鳴

①あかねぐも
朝日や夕日を受けて茜色に染まる雲のこと。

②あめあられ
雨と霰《あられ》が降ること。弾丸などが激しく降り注ぐ様子。

③あんしょう
海中にあって隠れて見えない岩。例―に乗り上げる。

④うつせみ
セミの抜け殻。魂が抜けたような虚脱状態のこと。

⑤くんぷう
南から吹く温かで穏やかな風、青葉が匂う初夏の風。

⑥こかげ
木の下の日光や雨があたらない場所。樹木の陰。

⑦しゃくねつ
焼けて熱くなること。焼けるように暑いこと。

⑧つらら
雨や雪の水が軒や岩角で凍り、棒のように垂れ下がったもの。

⑨どんてん
雲に覆われた空。くもった天気。例―が続き、気がめいる。

⑩ふうもん
砂丘の表面などに、風によってできた模様のこと。

⑪ぼしょく
夕方の薄暗い色合い。夕方の風景。

⑫ゆうすい
泉。地下から湧いて出る水。わきみずでも可。

⑬ゆうなぎ
夕方に波がおさまること。そのときの風景。

⑭よいやみ
夕方、月が出る前の暗がりのこと。例―が迫る。

⑮よかぜ
夜吹く風。例―が心地よい。

⑯らいめい（かんなり、も可）
雷が鳴ること。また雷の音を指す。例―がとどろく。

職業や役割に関わる二字熟語〜読めますか？

① 商人	⑤ 乳母	⑨ 嘱託	⑬ 噺家
② 板前	⑥ 御頭	⑩ 統帥	⑭ 端役
③ 隠居	⑦ 薬師	⑪ 鳶職	⑮ 巫女
④ 鶯嬢	⑧ 瞽女	⑫ 禰宜	⑯ 傭兵

①あきんど
（しょうにん、あきうど、あまびと、あきゅうど、も可）
商売をする人のこと。

②いたまえ
料理場での頭《かしら》のこと。また和食の料理人一般をいう。

③いんきょ
職を辞すなどして、世間から身を引いて気ままに暮らす。

④うぐいすじょう
美声のウグイスにたとえアナウンスを担当する女性をいう。

⑤うば
母親に代わって養育する人をいう。時に母乳をあたえる。

⑥おかしら
親方、首領などを尊敬していう呼び方。

⑦くすし
医者のこと。やくしと読むと、薬師如来のことになる。

⑧ごぜ
三味線を弾き歌いながら旅をし、金品を得た盲目の女性。

⑨しょくたく
嘱託医など、一部分の業務を頼まれて行なうこと。

⑩とうすい
軍隊をまとめ率いて指揮をする最高責任者。

⑪とびしょく
土木、建築工事などで高い足場の上で仕事をする人のこと。

⑫ねぎ
神主《かんぬし》の下に位置する神職。

⑬はなしか
落語家のこと。

⑭はやく
演劇や映画などで主要でない役のことをいう。

⑮みこ
神に仕え、神楽や祈祷を行なったり神託を告げたりする少女。

⑯ようへい
給料を与えて雇う兵士のこと。

食べ物や料理に関わる二字熟語～読めますか？

① 灰汁	⑤ 旨味	⑨ 紫蘇	⑬ 惣菜
② 熱燗	⑥ 重湯	⑩ 煮沸	⑭ 蕎麦
③ 脂身	⑦ 撹拌	⑪ 酒肴	⑮ 熱湯
④ 饂飩	⑧ 顆粒	⑫ 滋養	⑯ 湯煎

①
あく
野菜などに含まれる渋みやえぐみ。肉を煮たときにも出る。

②
あつかん
温めた酒。また酒の燗《かん》が熱いこと。

③
あぶらみ
肉の脂肪の多い部分をいう。

④
うどん
小麦粉と水、塩をこねてつくる麺類の一種。

⑤
うまみ（しみ、も可）
和食独特の基本味。主に昆布や鰹節から抽出される。

⑥
おもゆ
水の量を多くして米を炊いた上澄みの汁。離乳食、病人食に。

⑦
かくはん（こうはん、も可）
かき回すこと。かきまぜること。

⑧
かりゅう
さらさらの粉よりは大きい粒状のもの。

⑨
しそ
葉と実は薬味に、また梅干漬けの色素にも使われる植物。

⑩
しゃふつ
水が沸騰するほどによくわかすこと。

⑪
しゅこう
酒と、酒のさかなになるもの。

⑫
じょう
体の栄養となること。とくに栄養価が高い食べ物。

⑬
そうざい
毎日の食事の副食物。おかずのこと。**総菜**とも書く。

⑭
そば
蕎麦粉と小麦粉などをこねて細い線状に切り、ゆでて食べる。

⑮
ねっとう（あつゆ、も可）
ぐらぐらと煮えたっている湯。

⑯
ゆせん
直接火にかけずに、湯の中に入れて熱すること。

住まいや道具に関わる二字熟語～読めますか？

① 団扇	⑤ 脇息	⑨ 寸胴	⑬ 梃子
② 縁側	⑥ 屑籠	⑩ 箪笥	⑭ 暖簾
③ 音叉	⑦ 下駄	⑪ 山車	⑮ 屏風
④ 剃刀	⑧ 硯石	⑫ 衝立	⑯ 薬缶

①
うちわ
細い竹の骨組に紙や絹を張ったもの。あおいで風を起こす。

②
えんがわ
座敷の外側に沿った板張りの部分。日本家屋にみられる。

③
おんさ
音高を知るための道具。一本の細長い鋼《はがね》が曲げられている。

④
かみそり
頭髪やひげなどをそる鋭利な刃物。

⑤
きょうそく
ひじかけ。座ったときに肘《ひじ》をかけ、もたれる道具。

⑥
くずかご
紙屑などを入れる容器。

⑦
げた
二枚の歯がある台木に三つの穴をあけ鼻緒をつけた履物。

⑧
すずりいし
墨をする道具、硯の石材をいう。また硯そのものを指すことも。

⑨
ずんどう(ずんど、も可)
円筒形で太さが変わらない形の鍋。正式には寸胴鍋という。

⑩
たんす
衣類や小道具などを整理・保管するのに使う家具の総称。

⑪
だし(さんしゃ、も可)
祭礼に、さまざまな飾りつけをして引き出す屋台のような車。

⑫
ついたて
仕切りに使う家具で、移動しやすいように工夫されている。

⑬
てこ
重い物を手で動かしたり上げたりできるような棒状のもの。

⑭
のれん
ぶら下げて、部屋の仕切りにしたり、日差しや隙《すき》間《ま》風《かぜ》を防ぐ。

⑮
びょうぶ
室内に立てて、風よけ、仕切り、装飾として使うもの。

⑯
やかん
湯をわかす容器。もとは薬を煎じるのに使ったことからいう。

「一」が入った二字熟語〜読めますか？

⑬ 万一	⑨ 一因	⑤ 一括	① 一丸
⑭ 唯一	⑩ 一巡	⑥ 一掃	② 一瞥
⑮ 随一	⑪ 一途	⑦ 一門	③ 一抹
⑯ 逐一	⑫ 一望	⑧ 一概	④ 一翼

① **いちがん**
ひとかたまり。例—となり抗議する。

② **いちべつ**
流し目でチラッと見ること。例—して立ち去る。

③ **いちまつ**
ひとはけ。ちょっとしたこと。例—の不安。

④ **いちよく**
一つの持ち場。一部署。例重要任務の—を担う。

⑤ **いっかつ**
ひとまとめにすること。一つにすること。例—で注文。

⑥ **いっそう**
一度に払うこと。残らず払いのけること。

⑦ **いちもん**
流派を同じくする人々。一家族、一族。

⑧ **いちがい**
全てを同じにみて一つにすること。例—には言えない。

⑨ **いちいん**
一つの原因。仏教語では仏陀になるための唯一の根拠のこと。

⑩ **いちじゅん**
ひとめぐりすること。例—したので次にいく。

⑪ **いちず**
他をかえりみず、ひたすら一つのことに向かうこと。

⑫ **いちぼう**
一目で見渡すこと。例ここから町が—できる。(いちもう、と読むと、唯一の望みの意)

⑬ **まんいち**(ばんいち、まんいつ、も可)
万の中に一つ。極めてまれにあること。ひょっとして。

⑭ **ゆいいつ**(ゆいいち、ゆいつ、も可)
一つだけで他にないこと。それだけ。例—の希望。

⑮ **ずいいち**
多くのものの中の第一。仏教語では、多数の中の一つ。

⑯ **ちくいち**(ちくいつ、も可)
いちいち細かく。一つ一つ順を追ってという意味。

◎ちょっと待って頭の体操テスト◎

□に同じ漢字を入れてください―その①

①
和□　□常
扁□　□定

②
真□　□談
世□　□似

③
満□　□枷
不□　□音

④
氷□　□音
長□　□量

⑤
加□　□数
弱□　□呼

⑥
寒□　□身
空□　□心

⑦
自□　□機
二□　□心

⑧
出□　□中
焚□　□事

⑨
素□　□格
知□　□質

⑦

重

自《じちょう》（じじゅう、も可）　二《にじゅう》
機《じゅうき》　心《じゅうしん》

④

雨

氷《ひさめ》　長《ながあめ》
音《あまおと》　量《うりょう》

①

平

和《わへい》　扁《へんぺい》
常《へいじょう》　定《へいてい》

⑧

火

出《しゅっか》　焚《たきび》
中《かちゅう》　事《かじ》

⑤

点

加《かてん》　弱《じゃくてん》
数《てんすう》　呼《てんこ》

②

相

真《しんそう》　世《せそう》
談《そうだん》　似《そうじ》

⑨

性

素《すじょう》（そせい、も可）　知《ちせい》
格《せいかく》　質《せいしつ》
（人、も可）

⑥

中

寒《かんちゅう》　空《くうちゅう》
身《なかみ》　心《ちゅうしん》

③

足

満《まんぞく》　不《ふそく》
枷《あしかせ》　音《あしおと》

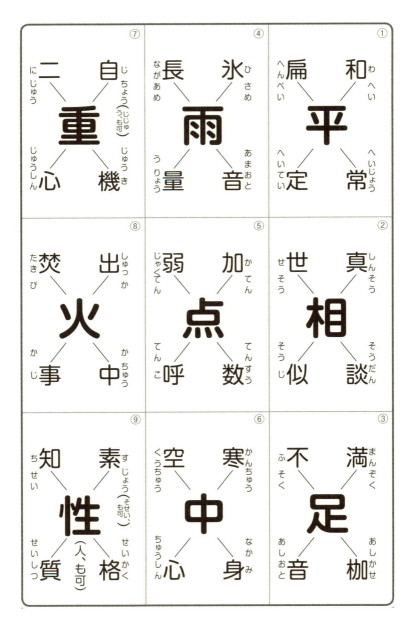

◎ちょっと待って頭の体操テスト◎

□に同じ漢字を入れてください―その②

①
心□□合
年□□点

②
正□□訴
安□□角

③
教□□生
素□□子

④
日□□間
同□□世

⑤
分□□離
格□□便

⑥
美□□覚
加□□方

⑦
下□□泊
民□□根

⑧
勝□□点
鋭□□用

⑨
天□□絵
眼□□品

①

年《ねんぱい》　心《しんぱい》

配

点《はいてん》　合《はいごう》

②

安《あんちょく》　正《しょうじき》

直

角《ちょっかく》　訴《じきそ》

③

素《そよう》　教《きょうよう》

養

子《ようし》　生《ようじょう》

④

同《どうじ》　日《にちじ》

時

世《じせい》　間《じかん》

⑤

格《かくべつ》　分《ふんべつ》

別

便《べつびん》　離《べつり》

⑥

加《かみ》　美《びみ》

味

方《みかた》　覚《みかく》

⑦

民《みんしゅく》　下《げしゅく》

宿

根《しゅっこん》　泊《しゅくはく》

⑧

鋭《えいり》　勝《しょうり》

利

用《りよう》　点《りてん》

⑨

眼《がんか》　天《てんか》

下

品《げひん》　絵《したえ》

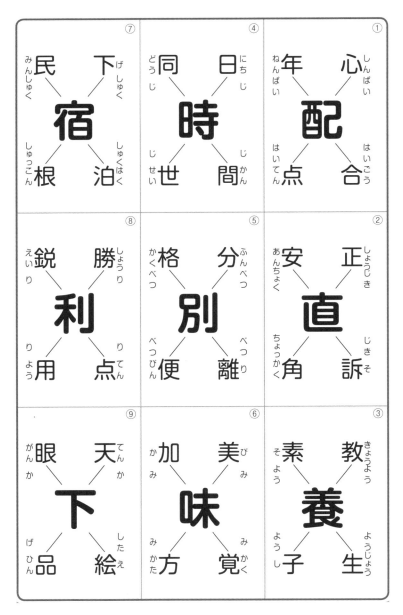

三字熟語～読めますか？……その①

① 揚羽蝶	② 荒療治	③ 一帳羅	④ 嘘八百
⑤ 盂蘭盆	⑥ 雲上人	⑦ 押取刀	⑧ 朧月夜
⑨ 金釘流	⑩ 寒稽古	⑪ 降誕祭	⑫ 腰巾着
⑬ 赤裸裸	⑭ 自堕落	⑮ 地鎮祭	⑯ 御用達

① **あげはちょう**

蝶の中でも、黄白色の翅《はね》に黒い筋と斑点をもつ大ぶりな種類。

② **あらりょうじ**

患者の苦痛を無視した手荒な治療。思い切った改革にもいう。

③ **いっちょうら**

持っている中で最上の一着。また一枚しかない衣装。

④ **うそはっぴゃく**

真っ赤な嘘。また嘘を次々と並べ立てること。

⑤ **うらぼん**（うらんぼん、も可）

お盆のこと。死者を死後の苦しみから救済するための仏事。

⑥ **うんじょうびと**

宮中の人。清涼殿の殿上に昇ることを許された人のこと。

⑦ **おっとりがたな**

刀を腰に差す間もなく、大急ぎでかけつける様子をいう。

⑧ **おぼろづきよ**

春に多い、うっすらと霞んだ月の出ている夜のこと。

⑨ **かなくぎりゅう**

文字がきれいに書けないことを、気取っていう言い方。

⑩ **かんげいこ**

真冬の寒さの中で、それに耐え練習すること。武道に多い。

⑪ **こうたんさい**

聖人、偉人などが生まれた日を祝う日。クリスマスのこと。

⑫ **こしぎんちゃく**

立場の強い人などに常につき従う者をさげすんでいう言葉。

⑬ **せきらら**

何も身につけていないことから、むきだしの意味もある。

⑭ **じだらく**

しまりがなく、だらしのない様子をいう。

⑮ **じちんさい**

工事が始まる前に、その土地の神を祀《まつ》り工事の無事を祈る。

⑯ **ごようたし**（ごようたつ、も可）

許可を得て、宮中や官庁などに物を納める商家のこと。

三字熟語～読めますか？……その②

① 大団円	⑤ 闖入者	⑨ 半可通	⑬ 曼荼羅
② 駄法螺	⑥ 手薬煉	⑩ 輻射熱	⑭ 不見転
③ 長広舌	⑦ 天眼通	⑪ 不貞寝	⑮ 身贔屓
④ 超弩級	⑧ 破廉恥	⑫ 満艦飾	⑯ 猛禽類

①
だいだんえん
小説や演劇、映画などで、めでたく解決がつく最後の場面。

②
だぼら
つまらない大げさな言葉。誇張された嘘のこと。

③
ちょうこうぜつ
長々としゃべりたてること。滔々《とうとう》と弁じること。

④
ちょうどきゅう
同類のものより、桁違いに大きいこと。

⑤
ちんにゅうしゃ
ことわりもなく、突然入り込んできた人のことをいう。

⑥
てぐすね
「手薬煉を引く」で、準備して機会を待つという意味。

⑦
てんがんつう(てんげんつう、も可)
普通の人は見ることができない事象を自由に見る力。仏教語。

⑧
はれんち
恥を恥とも思わない恥ずかしいこと。不正や不徳を行なうこと。

⑨
はんかつう
よく知らないのに知っているように振る舞う。そういう人。

⑩
ふくしゃねつ
遠赤外線の熱線によって直接伝わる熱のこと。

⑪
ふてね
ふてくされて寝ること。例 しかられて—する。

⑫
まんかんしょく
停泊中の軍艦が艦全体を信号旗などで飾る。そのような様子。

⑬
まんだら
諸仏、菩薩などを網羅して描く、一定の方式をもつ図。

⑭
みずてん
お金のために相手かまわず情を売ること。そのような者。

⑮
みびいき
自分と関係のある人を優遇したり、優れていると思うこと。

⑯
もうきんるい
他の鳥類や小動物を捕食する、タカ目やフクロウ目などの鳥。

三字熟語～書けますか？

① あて推《ずい》りょう（根拠のない―）

② い分し（―を排除する）

③ いれ知え（誰の―？）

④ 魚がし（魚市場）

⑤ か斐しょう（―がない夫）

⑥ かみ一え（―の差でゴール）

⑦ 脚せんび（ドレスからのぞく―）

⑧ げ世わ（―な話）

⑨ けん啖《たん》か（よく食べる人）

⑩ ごくさい色（―の夜市）

⑪ たい公ぼう（釣り人）

⑫ たん兵きゅう（にわかに）

⑬ なまあく伸（退屈で―）

⑭ 寝じたく（―をする）

⑮ よみ路（死者が歩く）

⑯ 世まいごと（―にうんざり）

①
当推量
根拠がないのに、推し量ること。

②
異分子
一つの集団の中で異なった傾向や特徴、意見をもった者。

③
入知恵（入れ知恵、も可）
他人に知恵をつけること。主に悪いことに使う。

④
魚河岸
産地から送って来た魚貝類を競り売りする市場。

⑤
甲斐性（かいしょ、も可）
物事を立派にやり遂げる能力。かいがいしい、けなげな性質。

⑥
紙一重
紙一枚の厚さ程度のごくわずかな差のこと。

⑦
脚線美
女性の脚特有の曲線が表す美しさのこと。

⑧
下世話
世間のうわさ。世間でよく口にする言葉や話。

⑨
健啖家
もりもりとよく食べる人のこと。

⑩
極彩色
非常に濃厚な色彩。派手でけばけばしい彩《いろど》りをいう。

⑪
太公望
斉国の始祖が釣りを好んだという故事から、釣り好きをいう。

⑫
短兵急
短い武器で息もつかせずに攻めるという意味から、にわかに。

⑬
生欠伸
気分が悪いときや退屈なときに出る中途半端な欠伸のこと。

⑭
寝支度
寝るための用意。寝る準備をすること。
例―を調える。

⑮
黄泉路
黄泉はあの世、冥土《めいど》のこと。あの世へ行く道のこと。

⑯
世迷言
話してもしかたがない愚痴。際限なく続くわけのわからない話。

◎ちょっと待って頭の体操テスト◎

一字誤りの間違い探し……その①

①遠芯力

②大雑波

③免罪付

④過度期

⑤金時塔

⑥源動力

⑦後詠歌

⑧故戦場

⑨小真物

⑩真自目

⑪数奇屋

⑫先里眼

⑬断末魔

⑭手事舞

⑮桃源京

⑯泥試合

①**遠心力**《えんしんりょく》
回転したときに求心力とつり合い、外のほうに働く力のこと。

②**大雑把**《おおざっぱ》
細かいことにこだわらず、おおまかな様子。粗雑なこと。

③**免罪符**《めんざいふ》
罪責を免れるためのもの。不正を行う口実を意味することも。

④**過渡期**《かとき》
古いものから新しいものへと移っていく時期のこと。

⑤**金字塔**《きんじとう》
後世に伝わるようなすぐれた著作や事業。ピラミッドの異称。

⑥**原動力**《げんどうりょく》
活動を起こす源になる力。例・再建の—となる。

⑦**御詠歌**《ごえいか》
巡礼や仏教の信者などが唱える、ふしをつけた歌。

⑧**古戦場**《こせんじょう》
昔、戦《いくさ》があった場所。例—の跡。

⑨**小間物**《こまもの》
化粧品や裁縫道具、装飾品などのこまごまとしたものをいう。

⑩**真面目**《まじめ》
真剣な態度や顔つき。本気の様子。誠実な気持ち。

⑪**数寄屋**《すきや》
茶室のこと。茶席、勝手、水屋がそろった建物。茶室風の建物。

⑫**千里眼**《せんりがん》
遠くの出来事を感知する能力。先が読める人のこともいう。

⑬**断末魔**《だんまつま》
息を引き取るまぎわの苦痛のこと。例—の悲鳴。

⑭**手仕舞**《てじまい》
信用取引を清算すること。商売をたたむ場合もいう。

⑮**桃源郷**《とうげんきょう》
俗世間から離れた別天地のこと。例まるで—のようだ。

⑯**泥仕合**《どろじあい》
相手の秘密や弱点、失敗などを暴き合うような醜い争い。

◎ちょっと待って頭の体操テスト◎

一字誤りの間違い探し……その②

① 中見世
② 白目視
③ 秘密理
④ 福産物
⑤ 有意議
⑥ 上首備
⑦ 大見江
⑧ 公圧的
⑨ 金倫際
⑩ 生善説
⑪ 守護信
⑫ 感不量
⑬ 相相傘
⑭ 意事悪
⑮ 早馬灯
⑯ 不愛想

① **仲見世**《なかみせ》
社寺の境内などにある商店街のこと。

② **白眼視**《はくがんし》
冷たい目で見ること。冷淡に扱うこと。

③ **秘密裏**《ひみつり》（裡、も可）
外の人に知られない状態で、という意味。例—に進める。

④ **副産物**《ふくさんぶつ》
生産過程で得られる主産物でないもの。伴って起こること。

⑤ **有意義**《ゆういぎ》
意義のあること。価値のあること。例—な会議。

⑥ **上首尾**《じょうしゅび》
物事がうまくいき、良い結果となること。

⑦ **大見得**《おおみえ》
歌舞伎などで見せ場に演じる、一瞬静止する独特のポーズ。

⑧ **高圧的**《こうあつてき》
頭ごなしに押さえつけること。威圧する様子をいう。

⑨ **金輪際**《こんりんざい》
底の底まで、どこまでも、断じてという意。例—会わない。

⑩ **性善説**《せいぜんせつ》
人間の本性は善であるという考え方。

⑪ **守護神**《しゅごしん》
寺院を守る神。守る対象は、その他、国家、民族、家族など。

⑫ **感無量**《かんむりょう》
感慨が計り知れないほど深く強いこと。感慨無量と同義語。

⑬ **相合傘**《あいあいがさ》
一本の傘を男女二人でさすこと。男女の親密さの表現。

⑭ **意地悪**《いじわる》
人が嫌がることをする。またそういうことをわざとする人。

⑮ **走馬灯**《そうまとう》
影絵が回転しながら映るように細工された灯籠《とうろう》の一種。

⑯ **無愛想**《ぶあいそう》
愛想がないこと。すげないこと。例—な店員。

第3章

ちょっと手強い

読めて当然と思っていたのに！【四字熟語】読めますか？

全192問

◎漢字四文字で成り立つ四字熟語は、その背景に昔から言われてきた名言や格言が潜んでいることが多く、漢字の意味からその内容を察することも可能な便利な言葉です。意味を思い出しながら読んでみましょう。

◎各問題の次ページに読み方の正解とその意味を記しています。日常生活でもどんどん使って、頭をフル回転させてください。

◉自己採点しましょう

▷ 155 問正解 ……★★★【大変よくできました】
▷ 115 問正解 ……★★☆【よくできました】
▷ 80 問正解 ……★☆☆【もう少し頑張りましょう】

同じ漢字が入っています〜読めますか?

①悠悠自適

②粗衣粗食

③択言択行

④無私無偏

⑤眼光炯炯

⑥気骨稜稜

⑦空空寂寂

⑧喧喧囂囂

⑨渾渾沌沌

⑩春日遅遅

⑪是是非非

⑫切切偲偲

⑬冬夏青青

⑭冥冥之志

⑮雄心勃勃

⑯禾黍油油

①**ゆうゆうじてき**
心のおもむくまま、ゆったりとした気持ちで過ごすこと。

②**そいそしょく**
そまつな衣服と食事から、質素な生活、貧しい生活を表す。

③**たくげんたくこう**
言うこと、行なうことが道理にかなっていて、立派なこと。

④**むしむへん**
私心がなく、偏《かたよ》ることなく公平なこと。

⑤**がんこうけいけい**
炯炯は光り輝く様子。目が鋭く光る、真相を見抜く力を表す。

⑥**きこつりょうりょう**
自分の信念を貫こうとする、ゆるぎない態度をいう。

⑦**くうくうじゃくじゃく**
無心なこと。仏教用語の「空寂」を強調した言い方。

⑧**けんけんごうごう**
多くの人がやかましく騒いでいる様子を表した言葉。

⑨**こんこんとんとん**
入り乱れ明らかでない。天と地の区切りがない原初の状態。

⑩**しゅんじつちち**
春日は春の日差し。日の暮れるのが遅く、のどかなこと。

⑪**ぜぜひひ**
客観的に、公平に物事を判断するという意味。

⑫**せつせつしし**
事こまかく、そして強く善をすすめるという論語の言葉。

⑬**とうかせいせい**
常緑樹が冬も夏も青青と茂っているように節操がかたいこと。

⑭**めいめいのこころざし**
人知れず努力すること。人知れず心に期すること。

⑮**ゆうしんぼつぼつ**
雄々《おお》しい勇気が湧き上がってくるという意味。

⑯**かしょゆうゆう**
勢いよく成長すること。油油は草がつやつやしている様子。

自然、植物、動物が入った四字熟語～読めますか?……その①

① 松柏之寿	⑤ 鏡花水月	⑨ 雲霞之交	⑬ 呼牛呼馬
② 一場春夢	⑥ 枯樹生華	⑩ 魚目燕石	⑭ 鴉巣生鳳
③ 秋霜烈日	⑦ 草行露宿	⑪ 櫛風沐雨	⑮ 撥雲見日
④ 密雲不雨	⑧ 雨露霜雪	⑫ 猿猴取月	⑯ 一竿風月

① しょうはくのじゅ

樹齢を刻み続ける松や柏のように長生きをするということ。

② いちじょうのしゅんむ

その場限りで消えていく春の夢。栄華のはかないことをいう。

③ しゅうそうれつじつ

秋に霜ふる寒さ、夏の強烈な太陽のように刑罰などが厳しい。

④ みつうんふう

雲が垂れ込めているように前兆があるのに事が起こらない。

⑤ きょうかすいげつ

美しくもはかないこと。深い味わいのある詩歌を指すことも。

⑥ こじゅせいか

枯れ木に花が咲くように、困難な中で活路が開けること。

⑦ そうこうろしゅく

生い茂る草を分けて進み、野宿をするような旅をいう。

⑧ うろそうせつ

気象の変化が激しいこと。また日々困難があることをいう。

⑨ うんかのまじわり

俗世を超えた交友をいう。雲霞は仙人が住む所という意味。

⑩ ぎょもくえんせき

本物とまぎらわしい偽物。偽物が本物の価値を損なうこと。

⑪ しっぷうもくう

髪が梳《くしけず》られる風と、体を洗う雨。転じて非常な苦労をいう。

⑫ えんこうしゅげつ

身のほどを知らない無謀な行動で身を滅ぼすこと。

⑬ こぎゅうこば

相手の言うことに逆らわない。何を言われても取り合わない。

⑭ あそうせいほう

鴉《からす》の巣から鳳《おおとり》が育つ。貧しい家から優れた人物が育つこと。

⑮ はつうんけんじつ

気がかりなことがなくなり、希望が持てるようになること。

⑯ いっかん(の)ふうげつ

一本の釣竿《つりざお》を友として、自然の中で悠悠自適に過ごすこと。

自然、植物、動物が入った四字熟語～読めますか？……その②

① 一狐之腋
② 烏白馬角
③ 沈魚落雁
④ 鯨飲馬食
⑤ 雨奇晴好
⑥ 雲泥万里
⑦ 山高水長
⑧ 人面桃花
⑨ 鴛鴦之契
⑩ 米泉之精
⑪ 画蛇添足
⑫ 蟷螂之斧
⑬ 肌肉玉雪
⑭ 胡蝶之夢
⑮ 窮鼠噛猫
⑯ 烏焉魯魚

① いっこのえき
貴重な物のたとえ。また希少という意味から直言の士を指す。

② うはくばかく
烏《からす》は白くないし馬に角はない。転じて絶対にないことをいう。

③ ちんぎょらくがん
魚も雁《かり》も恥ずかしくて身を隠すような美人を形容する言葉。

④ げいいんばしょく
鯨《くじら》や馬のように、一度にたくさんの飲み食いをすること。

⑤ うきせいこう
雨が降っても晴れていても、趣きがある風景のこと。

⑥ うんでいばんり
天の雲と地の泥ほどの大きな差があるという意味。

⑦ さんこうすいちょう
山が高くそびえ、水が滔々《とうとう》と流れるように高潔なこと。

⑧ じんめんとうか
唐の詩人・崔護《さいご》の詩から。会いたいが会えない女性のこと。

⑨ えんおうのちぎり
鴛鴦はおしどりのこと。夫婦の絆が強いことをいう。

⑩ べいせんのせい
酒は米と水で醸造されることから、酒のことをいう。

⑪ がだてんそく
(がじゃてんそく、も可)
蛇の足を描くように無用なものを付け足すこと。蛇足と同義。

⑫ とうろうのおの
弱者が自分の力を顧みずに強者に立ち向かうこと。蟷螂はカマキリのこと。

⑬ きにくぎょくせつ
雪のように白く美しい女性の肌のこと。

⑭ こちょうのゆめ
人生のはかなさをいう。現実と夢の世界の区別がつかないことのたとえ。

⑮ きゅうそごうびょう
鼠(弱者)でも追い詰められれば猫(強者)を噛み逆襲する。

⑯ うえんろぎょ
文字の書き誤りのこと。烏と焉、魯と魚は間違いやすいので。

自然、植物、動物が入った四字熟語～読めますか?……その③

⑬ 羊質虎皮	⑨ 縁木求魚	⑤ 朝蠅暮蚊	① 羊腸小径
⑭ 星羅雲布	⑩ 一天四海	⑥ 呑牛之気	② 哀糸豪竹
⑮ 為虎傅翼	⑪ 走馬看花	⑦ 欣喜雀躍	③ 花朝月夕
⑯ 鳩首凝議	⑫ 犬牙相制	⑧ 雲竜井蛙	④ 朽木糞土

①
ようちょうしょうけい
羊の腸のように曲がりくねった山道や小道をいう。

②
あいしごうちく
悲しげな琴の音と強い音の笛が奏《かな》でる演奏が、人の心を打つという意。

③
かちょうげっせき
春は朝咲く花、秋は夕べの月が春と秋の季節の楽しみである。

④
きゅうぼくふんど
役に立たないもののたとえ。怠け者は教育ができないの意も。

⑤
ちょうようぼぶん
つまらない人間がはびこること。蠅《はえ》も蚊も人にまとわりつく。

⑥
どんぎゅうのき
牛を丸のみしてしまうほど、気持ちが大きくて広いこと。

⑦
きんきじゃくやく
雀がぴょんぴょん飛び跳ねるように、大喜びをすること。

⑧
うんりゅうせいあ
(うんりょうせいあ、も可)
地位の上下や、賢愚の差が激しいことのたとえ。

⑨
えんぼくきゅうぎょ
目的にそぐわない方法をとって成果が出せないことのたとえ。

⑩
いってんしかい
天下の全て、世界中のこと。四海は四方の海を表している。

⑪
そうばかんか
物事を大雑把に見て、その本質を見極めようとしないこと。

⑫
けんがそうせい
犬の牙のように互いに入り組んだ国境で牽制し合うこと。

⑬
ようしつこひ
虎の皮をかぶる羊。外見は立派でも中身がないことをいう。

⑭
せいらうんぷ
星のように点々と連なり、雲のように群がる様子の表現。

⑮
いこふよく
強い虎が翼を持つように、強者がさらに力をつけること。

⑯
きゅうしゅぎょうぎ
額を突き合わせて熱心に相談すること。

知っておきたい四字熟語〜読めますか?……その①

① 引責辞任	② 諮問会議	③ 撥水加工	④ 誹謗中傷
⑤ 進捗状況	⑥ 依願退職	⑦ 意気衝天	⑧ 玉石混淆
⑨ 漫言放語	⑩ 深山幽谷	⑪ 円転滑脱	⑫ 驚天動地
⑬ 薄志弱行	⑭ 衣冠束帯	⑮ 華燭之典	⑯ 紅毛碧眼

①
いんせきじにん
責任をとって、その職を辞めること。

②
しもんかいぎ
下の者や識者の意見を求めて開かれる会議のこと。

③
はっすいかこう
水をはじいて浸み込ませないように手を加えること。

④
ひぼうちゅうしょう
根拠のない悪口を言って相手を傷つけること。

⑤
しんちょくじょうきょう
物事の進み具合のこと。例工事の―を報告する。

⑥
いがんたいしょく
定年を迎える前に本人の願いによって退職すること。

⑦
いきしょうてん
天を突きあげるほどの勢いで意気込むこと。

⑧
ぎょくせきこんこう
優れたものと劣ったものが入り混じっていて区別がつかないこと。

⑨
まんげんほうご
思いつくままに言いたい放題の様子を表した言葉。

⑩
しんざんゆうこく
めったに人が入らないような山奥の静かな自然の様子をいう。

⑪
えんてんかつだつ
物事が円滑に進んだり、角が立たない対応がされること。

⑫
きょうてんどうち
世の中に大きな驚きを与える様子を表した言葉。

⑬
はくしじゃっこう
意志が弱く、実行力に乏しいこと。

⑭
いかんそくたい
昔の貴族、官僚の礼装のこと。束帯が正装で、衣冠は略装。

⑮
かしょくのてん
結婚式のこと。**華燭**は婚礼の灯を指し、**典**は儀式を意味する。

⑯
こうもうけいがん
赤い髪の毛、青い目のことで西洋人を指す言葉。

知っておきたい四字熟語～読めますか?……その②

①厳正中立

②故事来歴

③残忍酷薄

④失笑噴飯

⑤少壮気鋭

⑥人事不省

⑦有為多望

⑧版籍奉還

⑨華麗奔放

⑩用意万端

⑪腐敗堕落

⑫知己朋友

⑬一心精進

⑭刻苦勉励

⑮美酒佳肴

⑯熟読玩味

①**げんせいちゅうりつ**
紛争の際、どちらかに味方することなく、中立を守ること。

②**こじらいれき**
物事の歴史や由来、経緯、結果の理由などのことをいう。

③**ざんにんこくはく**
とてもむごいこと。残忍も酷薄も思いやりの気持ちがない意。

④**しっしょうふんぱん**
おかしさに食べている飯を吹き出すほど馬鹿げていること。

⑤**しょうそうきえい**
年が若く意気盛んなこと。少壮は二十代、三十代をいう。

⑥**じんじふせい**
意識を失い、昏睡状態になること。例突然の病で―になる。

⑦**ゆういたぼう**
有為は才能がある、役に立つの意。将来に希望を抱かせる人。

⑧**はんせきほうかん**
明治時代に入り、各藩主が領地と領民を朝廷に返したこと。

⑨**かれいほんぽう**
振る舞いが大胆で美しく、華やかな人を表す言葉。

⑩**よういばんたん**
準備が細部にわたり、全てが整っている状態をいう。

⑪**ふはいだらく**
崩れるほどに腐り、健全な状態を失った乱れた様子をいう。

⑫**ちきほうゆう**
付き合いのある友人たちの意。**朋友**は仲間や友人のこと。

⑬**いっしんしょうじん**
わき目もふらずにひたすら励むこと。例―いたします。

⑭**こっくべんれい**
身を削るような苦労をして、仕事や勉強に励むことをいう。

⑮**びしゅかこう**
おいしい酒とおいしい料理。ごちそうを褒《ほ》める言葉。

⑯**じゅくどくがんみ**
文章の意味をよく考え、味わいながら読むこと。

知っておきたい四字熟語～読めますか?……その③

⑬ 鉄心石腸	⑨ 奮励努力	⑤ 平凡陳腐	① 周密精到
⑭ 安分守己	⑩ 円熟無礙	⑥ 妙計奇策	② 騒人墨客
⑮ 明目張胆	⑪ 心身一如	⑦ 親戚知己	③ 俗用多端
⑯ 活殺自在	⑫ 人生朝露	⑧ 剛毅木訥	④ 大慶至極

① **しゅうみつせいとう**
細かいところまで十分に行き届いていて手落ちのないこと。

② **そうじんぼっかく**
(そうじんぼっきゃく、も可)
騒人は詩人、墨客は書道家を指す。風流な人のことをいう。

③ **ぞくようたたん**
日常の雑事に追われて忙しいこと。例・――の日々。

④ **たいけいしごく**
この上なくめでたいこと。至極は強調の言い方。

⑤ **へいぼんちんぷ**
どこにでもあり、つまらないこと。例あいさつが――。

⑥ **みょうけいきさく**
誰も思いつかない意表をついた、すばらしい企てのこと。

⑦ **しんせきちき**
血縁関係のある係累と、自分のことをよく知る親友のこと。

⑧ **ごうきぼくとつ**
(ぼくとつ→朴訥、も可)
意志が強く、飾り気がない人のこと。無骨だが信頼できる人。

⑨ **ふんれいどりょく**
ひたすらに努め励むこと。例――の人。

⑩ **えんじゅくむげ**
(むげ→無碍、も可)
自由自在に行なえるほど、技能などが高い水準にあること。

⑪ **しんしんいちにょ**
(しんじん→身心、とも書く)
肉体と精神は分かちがたく一つであるという仏教の用語。

⑫ **じんせいいちょうろ**
朝日が出ればすぐ消える朝露のように人生は短いという意味。

⑬ **てっしんせきちょう**
強い精神力のこと。鉄腸石心《てっちょうせきしん》ともいう。

⑭ **あんぶんしゅき**
身のほどをわきまえて生きること。例――を旨として。

⑮ **めいもくちょうたん**
思い切って事にあたる。現在は悪事を働くときに使われる。

⑯ **かっさつじざい**
生かすも殺すも自由という意味。意のままに扱うことをいう。

知っておきたい四字熟語～読めますか？……その④

① 小人閑居	⑤ 熱烈峻厳	⑨ 会者定離	⑬ 計日程功
② 効果覿面	⑥ 不倶戴天	⑩ 狷介孤高	⑭ 奥義秘伝
③ 酔眼朦朧	⑦ 帰命頂礼	⑪ 慧眼無双	⑮ 甲論乙駁
④ 杜撰脱漏	⑧ 月下推敲	⑫ 名聞利養	⑯ 妻子眷属

①
しょうじんかんきょ
暇にしていると悪いことをするという戒めの言葉。

②
こうかてきめん
効き目や報いがすぐに出ること。覿面は目のあたりにするの意。

③
すいがんもうろう
酒に酔って物がはっきりと見えなくなる様子をいう。

④
ずさんだつろう
粗末で誤りや漏れ落ちが多いこと。つまりは雑でぞんざい。

⑤
ねつれつしゅんげん
激しく情熱を傾け、厳しく妥協を許さないという意味。

⑥
ふぐたいてん
恨みや憎しみが強く、共に生きられない。またそうした関係。

⑦
きみょうちょうらい
仏に心から帰依《きえ》すること。頂礼は頭を地につける礼のこと。

⑧
げっかすいこう
詩歌の表現をあれこれ考えること。唐の詩人の故事による。

⑨
えしゃじょうり
会えば必ず別れがある。この世は無常であるという意味。

⑩
けんかいここう
自分の意志を固辞し、他の人と交わろうとしないこと。

⑪
けいがんむそう
物事の真偽や本質を見抜く眼力が非常に優れていること。

⑫
みょうもんりよう
名誉と財力に執着すること。仏教では悪い欲望である。

⑬
けいじつていこう
仕上がりが順調で、完成までの時間がよめることをいう。

⑭
おうぎひでん
武術などで、人にはめったに教えない根源的なことをいう。

⑮
こうろんおつばく
互いに意見を主張し合い、議論がまとまらないこと。

⑯
さいしけんぞく
妻と子、家族、血縁関係にある者。眷属は眷族と書くことも。

漢数字入り四字熟語～読めますか?……その①

① 一生不犯	⑤ 嫣然一笑	⑨ 三者三様	⑬ 一触即発
② 万死一生	⑥ 三日坊主	⑩ 一目瞭然	⑭ 三三五五
③ 百錬成鋼	⑦ 一連托生	⑪ 一攫千金	⑮ 一人天下
④ 一言居士	⑧ 二律背反	⑫ 六韜三略	⑯ 桃三李四

①
いっしょうふぼん
仏教用語で、一生男女の交わりをしないことをいう。

②
ばんしいっせい
（一生→いっしょう、とも読む）
必死の覚悟で物事を行なう。窮地でかすかな活路を見出すという意。

③
ひゃくれんせいこう
心身を鍛え抜いてこそ、立派な人間になることができるということ。

④
いちげんこじ
何事にもひと言言わないと気がすまない人のこと。

⑤
えんぜんいっしょう
にこやかに笑うこと。チャーミングな笑顔をいう。

⑥
みっかぼうず
飽きっぽくて、何をしても長続きしない人のことをいう。

⑦
いちれんたくしょう
行動や運命を共にすること、またされること。

⑧
にりつはいはん
相互に対立・矛盾することが同等の権利で主張されること。

⑨
さんしゃさんよう
考え方などが、人それぞれである様子を表す言葉。

⑩
いちもくりょうぜん
ちょっと見ただけで、はっきりとわかるという意味。

⑪
いっかくせんきん
大した苦労もしないで、いちどきに大きな利益を上げること。

⑫
りくとうさんりゃく
六韜も三略も中国の有名な兵法書である。転じて奥の手という意。

⑬
いっしょくそくはつ
ちょっと触れただけで爆発するような緊迫した状況をいう。

⑭
さんさんごご
あちらに三人、こちらに五人と数人ずつの塊が点在する様子。

⑮
ひとりてんか
（天下→でんか、とも読む）
天下をとったように、自分の思い、考えだけで進む人のこと。

⑯
とうさんりし
実をつけるのと同様、何かを成し遂げるには年月がかかる。

漢数字入り四字熟語〜読めますか?……その②

① 生死一如	⑤ 一世風靡	⑨ 一笠一杖	⑬ 二者選一
② 一気呵成	⑥ 紫電一閃	⑩ 五倫五常	⑭ 一日之長
③ 三世因果	⑦ 一路順風	⑪ 一言半句	⑮ 三思後行
④ 一族郎党	⑧ 三十六計	⑫ 九十九髪	⑯ 百世不磨

①
しょうじいちにょ
(生死→せいし、も可)
仏教用語で、生と死は分けることができないという意味。

②
いっきかせい
物事を中断することなく、ひと息で仕上げること。

③
さんぜいんが
過去・現在・未来の三世にわたって報いを受けるという意味。

④
いちぞくろうとう
郎党は家臣のこと。血縁関係のある者とその家臣の集まり。

⑤
いっせいふうび
ある時期、たくさんの人が従い、非常に流行ったという意味。

⑥
しでんいっせん
研ぎ澄まされた刀剣が振り下ろされるときの一瞬のきらめき。

⑦
いちろじゅんぷう
順調に物事が進むこと。旅立つ人の無事を祈り、かける言葉。

⑧
さんじゅうろっけい
逃げるのが一番の得策であるという意味。逃げるときの枕詞。

⑨
いちりゅういちじょう
束縛の無い旅をすることを、笠《かさ》一つ、杖《つえ》一つでたとえた。

⑩
ごりんごじょう
人として守らなければならない道徳のこと。儒教の教え。

⑪
いちごんはんく
短い言葉のこと。例一言半句にこめられた親の思い。

⑫
つくもがみ
老人の白くまばらな髪のこと。ツクモは水中に生息する植物。

⑬
にしゃせんいつ
二つのうちから一つを選ぶこと。例——を迫られる。

⑭
いちじつのちょう
一日早く生まれ、経験や知識が少しだけ優れている。

⑮
さんしこうこう
よくよく考えて実行するのが良いと、軽はずみを戒める言葉。

⑯
ひゃくせいふま
百世は非常に長い年月のこと。永遠に消滅しないことをいう。

漢数字入り四字熟語～読めますか？……その③

①一徹無垢

②千思万考

③挙一明三

④益者三友

⑤二桃三士

⑥三綱五常

⑦巣林一枝

⑧六十耳順

⑨一挙一動

⑩百載無窮

⑪一栄一落

⑫三平二満

⑬九年面壁

⑭一朝有事

⑮九夏三伏

⑯一騎当千

①
いってつむく
一筋に思い込んで純粋な様子を表現した言葉。

②
せんしばんこう
あれこれと思いめぐらすこと。千万の思考という意味。

③
こいちみょうさん
一つのことを示せば三つのことを悟るほど、理解が早いこと。

④
えきしゃさんゆう
正直、誠実、知識のある友人を持つと有益である。論語から。

⑤
にとうさんし
「二桃三士を殺す」の略。奇策によって自滅させること。

⑥
さんこうごじょう
儒教の用語。三つの根本的な道徳と、常に行なうべき五つの道。

⑦
そうりんいっし
鳥は林の中で一枝に巣を作る。分相応に満足することが大切。

⑧
ろくじゅうじじゅん
年を重ねると人の意見を理解して受け入れられるようになる。

⑨
いっきょいちどう
一つ一つの動作や振る舞い。ちょっとしたしぐさ。

⑩
ひゃくさいむきゅう
百載は百年のこと。どこまでも続いてきわまりないこと。

⑪
いちえいいちらく
人が栄えたり衰えたりすること。栄枯盛衰と同義語。

⑫
さんぺいじまん
十分ではないが、心安らかに満足していること。

⑬
くねんめんぺき
長年脇目も振らずに勉学すること。面壁《めんぺき》九年《くねん》ということも。

⑭
いっちょうゆうじ
ひとたび大事が起これば助勢にかけつけること。

⑮
きゅうかさんぷく
夏の最も暑い時期、土用の頃のことを指す。

⑯
いっきとうせん
一人で千人を相手にするほどの実力の持ち主をいう。

◎ちょっと待って頭の体操テスト◎

一字誤りの間違い探し

① 悪行非道

② 波乱万丈

③ 公序風俗

④ 主格転倒

⑤ 栄古盛衰

⑥ 諸業無常

⑦ 舌先八寸

⑧ 猪突邁進

⑨ 蛇頭蛇尾

⑩ 自画自讃

⑪ 空中桜閣

⑫ 隅像崇拝

⑬ 勝者必衰

⑭ 新沈代謝

⑮ 天心爛漫

⑯ 年功序例

① **悪逆非道《あくぎゃくひどう》**

人の道にはずれた悪い行ないのこと。

② **波瀾万丈《はらんばんじょう》**

変化がきわめて激しいこと。瀾は大きな波のこと。

③ **公序良俗《こうじょりょうぞく》**

公共の秩序と、善良な風俗、習慣のこと。

④ **主客転倒《しゅかくてんとう》**

物事の順序、立場、重要度などが逆転すること。主が先。

⑤ **栄枯盛衰《えいこせいすい》**

栄えたり衰えたりを繰り返す人の世のはかなさをいう。

⑥ **諸行無常《しょぎょうむじょう》**

人生ははかないという仏教の考え方。行は流動を意味する。

⑦ **舌先三寸《したさきさんずん》**

口先だけの誠実さがない言葉を指す。三寸は短さを表す。

⑧ **猪突猛進《ちょとつもうしん》**

目的に向かってがむしゃらに突き進むこと。

⑨ **竜頭蛇尾《りゅうとうだび》**

最初は勢いが良いが、だんだんとしぼんでくることをいう。

⑩ **自画自賛《じがじさん》**

自分のことを自分で褒めること。賛は絵画に添える詩のこと。

⑪ **空中楼閣《くうちゅう(の)ろうかく》**

土台のない立派な建物のこと。現実性がないことの表現。

⑫ **偶像崇拝《ぐうぞうすうはい》**

神仏などをかたどった像を信仰の対象としてあがめること。

⑬ **盛者必衰《じょうしゃひっすい》**

(盛者＝しょうしゃ、せいじゃ、も可)

勢いのある者でもいつかは必ず衰え、そして滅びるものだ。

⑭ **新陳代謝《しんちんたいしゃ》**

新しいものが古いものに、とって変わることをいう。

⑮ **天真爛漫《てんしんらんまん》**

純粋で無邪気な様子をいう。天真は生まれたままの本性。

⑯ **年功序列《ねんこうじょれつ》**

年長者をトップにして年齢で並べること。

第4章

ちょっと手強い

書けて当然と思っていたのに！【四字熟語】書けますか？

全208問

◎□に漢字を入れて四字熟語を完成してください。漢字は正確でなくても、どんな字を入れればよいかが、ひらがなでもわかれば、まずは合格。二回目の挑戦で正しく書けるようにしましょう。

◎思い出せない言葉は、ヒントを参考に想像力を働かせてみてください。それも脳の活性化には役立ちます。

◉自己採点しましょう

▷ 165 問正解 ……★★★【大変よくできました】
▷ 125 問正解 ……★★☆【よくできました】
▷ 85 問正解 ……★☆☆【もう少し頑張りましょう】

同じ漢字が入った四字熟語～書けますか?……その①（二カ所の□には同じ漢字が入ります）

① 前途□□（―の若者）

② □決□断（早い決断）

③ 威風□□（立派なこと）

④ □果□縁（現世は過去のせい?）

⑤ □人□様（皆それぞれ）

⑥ 虚虚□□（―の駆け引き）

⑦ □□服膺（決して忘れない）

⑧ □給□足（―の生活）

⑨ □偏□党（公正中立の立場）

⑩ □大□重（―と受け止める）

⑪ □私□欲（―で務めます）

⑫ □宿□飯（―の恩義）

⑬ 野心□□（野心いっぱい）

⑭ 戦戦□□（内心は―）

⑮ □知□能（―の神）

⑯ □□父母（ありがたいのは―）

① **前《ぜん》途《と》洋《よう》洋《よう》**
将来が明るく開け、希望に満ちあふれていること。

② **即《そっ》決《けつ》即《そく》断《だん》**
すぐに決断すること。即断即決という言い方もある。

③ **威《い》風《ふう》堂《どう》堂《どう》**
威厳に満ちあふれて立派なこと。

④ **因《いん》果《が》因《いん》縁《ねん》**
原因と結果。過去の行ないがかえってくるという仏教の教え。

⑤ **各《かく》人《じん》各《かく》様《よう》**
人それぞれに考え方や価値観がある。百人百様、三人三様も可。

⑥ **虚《きょ》虚《きょ》実《じつ》実《じつ》**
嘘とまことを織り交ぜて、互いに腹をさぐりながら戦うこと。

⑦ **拳《けん》拳《けん》服《ふく》膺《よう》**
常に心にとどめ忘れないこと。拳拳は両手で捧げ持つこと。

⑧ **自《じ》給《きゅう》自《じ》足《そく》**
必要なものは自分でまかない足りるようにするという意味。

⑨ **不《ふ》偏《へん》不《ふ》党《とう》**
偏ることなく公平な立場を保つこと。

⑩ **至《し》大《だい》至《し》重《じゅう》**
(至重→しちょう、も可)
この上なく重要なことという意味。

⑪ **無《む》私《し》無《む》欲《よく》**
自分の利益や欲を求めない心をいう。

⑫ **一《いっ》宿《しゅく》一《いっ》飯《ぱん》**
一泊させてもらい一食をいただくこと。ちょっとした恩義。

⑬ **野《や》心《しん》満《まん》満《まん》**
何か大きなことをしようとする意欲に満ちあふれていること。

⑭ **戦《せん》戦《せん》恐《きょう》恐《きょう》**
怖くてびくびくすること。戦戦兢《きょう》兢《きょう》、戦慄《りつ》慄《りつ》も可。

⑮ **全《ぜん》知《ち》全《ぜん》能《のう》**
あらゆることを知り、何でも実行できる、つまりは神の力。

⑯ **哀《あい》哀《あい》父《ふ》母《ぼ》**
両親の苦労に感謝し、死を悲しむ言葉。

同じ漢字が入った四字熟語〜書けますか?……その②（二カ所の□には同じ漢字が入ります）

① □心□仏（迷いのまま仏に）

② 意気□□（—と引き上げる）

③ □岐□端（忙しいこと）

④ □義□張（—ははっきりと）

⑤ 多士□□（—の集まり）

⑥ □材□所（—の人事）

⑦ 闘志□□（—の顔つき）

⑧ □発□中（—の的中率）

⑨ □重□愛（御身大切に）

⑩ □利□略（—で選挙に勝つ）

⑪ □□流転（万物は—）

⑫ □□白白（—の事実）

⑬ □生□帰（最大の親孝行）

⑭ 勇気□□（気力がみなぎる）

⑮ □□閑閑（ゆったり）

⑯ □□辛苦（コツコツ努力）

① **即心即仏**《そくしんそくぶつ》

現在の迷う心のままで仏になること。

② **意気揚揚**《いきようよう》

得意になって威勢がいい様子を表している。

③ **多岐多端**《たきたたん》

多方面にわたって忙しいこと。

④ **主義主張**《しゅぎしゅちょう》

自分の立場を堅持し考えを述べること。

⑤ **多士済済**《たしさいさい》

優れた人材が多いこと。済済は多くて盛んという意味。

⑥ **適材適所**《てきざいてきしょ》

その人の能力などに適した地位や仕事につけること。

⑦ **闘志満満**《とうしまんまん》

闘おうとする気持ちが全身にあふれている様子をいう。

⑧ **百発百中**《ひゃっぱつひゃくちゅう》

百発撃って百発命中するように、予想などが全て当たるという意。

⑨ **自重自愛**《じちょうじあい》

自分のことは自分で大切にするということ。

⑩ **党利党略**《とうりとうりゃく》

仲間や組織の利益を第一とし、そのためにめぐらす策略。

⑪ **生生流転**《せいせいるてん》（生生→しょうじょう、も可）

万物が次々と生まれ、変化し移ろっていくことをいう。

⑫ **明明白白**《めいめいはくはく》

はっきりしていて疑いようがないこと。明白を強調する言葉。

⑬ **全生全帰**《ぜんせいぜんき》

体を傷つけることなく生を全うするのが親孝行である。

⑭ **勇気凛凛**《ゆうきりんりん》

何も恐れない、いさましい気持ちがあふれている様子をいう。

⑮ **悠悠閑閑**《ゆうゆうかんかん》

ゆったりと急がない様子をいう。閑閑は落ち着いていていること。

⑯ **粒粒辛苦**《りゅうりゅうしんく》

コツコツと努力や苦労を重ねること。粒粒は米粒を指す。

自然、植物、動物が入った四字熟語～書けますか?……その①

① □雲月露（自然現象）

② □□流水（執着しない）

③ □紫□明（美しい眺め）

④ □雲秋月（秋の美しさ代表）

⑤ □□之石（人の振り見て…）

⑥ □□神明（―に誓う）

⑦ 落花流□（去りゆく春）

⑧ 日月□辰（天体のこと）

⑨ 秋霜三□（刀剣のきらめき）

⑩ □愁秋思（良い季節なのに）

⑪ □羅万□（宇宙の全て）

⑫ 昼想□夢（思ったことが夢に）

⑬ 浮□之志（財産も関係なし）

⑭ 疾□頸草（真価が問われる）

⑮ 風□之□（消える寸前）

⑯ 冬□夏清（快適な環境）

①
風《ふう》雲《うん》月《げつ》露《ろ》
自然の風景を読んだだけの、つまらない詩文のことをいう。

②
行《こう》雲《うん》流《りゅう》水《すい》
雲や水の流れのように物事に執着せずに自然に行動すること。

③
山《さん》紫《し》水《すい》明《めい》
自然の景観が美しいこと。日に照らされた風景を表現。

④
青《せい》雲《うん》秋《しゅう》月《げつ》
青雲や秋月が澄み切っているように純粋でけがれがないこと。

⑤
他《た》山《ざん》之《の》石《いし》
自分の反省になるような他人の誤った行動を指す。

⑥
天《てん》地《ち》神《しん》明《めい》
天と地の全ての神のこと。

⑦
落《らっ》花《か》流《りゅう》水《すい》
去りゆく春を描写した言葉。人や物が落ちぶれていくことも。

⑧
日《じつ》月《げつ》星《せい》辰《しん》
天体や空のこと。辰は日(太陽)、月、星の総称。

⑨
秋《しゅう》霜《そう》三《さん》尺《じゃく》
研ぎ澄まされた刀剣のこと。秋霜は冷たく光る刃のたとえ。

⑩
春《しゅん》愁《しゅう》秋《しゅう》思《し》
過ごしやすい季節でも常に心に悲しみや悩みを抱いている。

⑪
森《しん》羅《ら》万《ばん》象《しょう》
宇宙に存在する数限りない一切のものごと。

⑫
昼《ちゅう》想《そう》夜《や》夢《む》
昼に思い描いていたことを、夜、夢に見ること。

⑬
浮《ふ》雲《うん》之《の》志《こころざし》
地位や財産は自分とは関係のないもの、はかないものとする。

⑭
疾《しっ》風《ぷう》頸《けい》草《そう》
苦境に立って、初めてその人の真価がわかることのたとえ。

⑮
風《ふう》前《ぜん》之《の》灯《ともしび》
命の危険が迫っている状況を風に消えそうな灯にたとえた。

⑯
冬《とう》温《おん》夏《か》清《せい》
冬は温《ぬく》く、夏は涼しくと快適にしてあげる親孝行のこと。

自然、植物、動物が入った四字熟語～書けますか？……その②

① 花□諷詠（俳句の題材）

② 山□草□（自然の総称）

③ 蛍□之功（苦学のこと）

④ □花爛漫（─、お花見へ！）

⑤ 花紅柳□（花と柳の色は？）

⑥ 金□玉葉（高貴な人の子孫）

⑦ 蒲□之質（ほっそりして虚弱）

⑧ 事□無□（─のでっち上げ）

⑨ 瓜田□下（疑われないように）

⑩ 帰馬□牛（戦い終われば…）

⑪ □□牛後（─の志があれば…）

⑫ 鶴寿千□（長寿のこと）

⑬ 呑舟之□（大人物のこと）

⑭ □高馬肥（天高く…）

⑮ 人□獣心（冷酷な人）

⑯ □馬之歯（─、五十になりまして）

① **花鳥諷詠**《かちょうふうえい》
俳人・高浜虚子が提唱したホトトギス派の基本理念。

② **山川草木**《さんせんそうもく》
人間に対して自然を総称する言葉。

③ **蛍雪之功**《けいせつのこう》
蛍の光や雪明りも利用するほど、苦労して勉学に励むこと。

④ **桜花爛漫**《おうからんまん》
桜の花が満開に咲き乱れている様子を表現する言葉。

⑤ **花紅柳緑**《かこうりゅうりょく》
人の手を加えていない自然のままの美しさをいう。

⑥ **金枝玉葉**《きんしぎょくよう》
高貴な人の一族や子孫のこと。枝も葉も子孫を指す。

⑦ **蒲柳之質**《ほりゅうのしつ》
蒲柳は木が柔らかく葉が散るのも早い種類。虚弱体質をいう。

⑧ **事実無根**《じじつむこん》
事実に基づいていないこと。根も葉もないいつわり。

⑨ **瓜田李下**《かでんりか》
疑われるようなことはしないほうがよいというたとえ。

⑩ **帰馬放牛**《きばほうぎゅう》
馬や牛が野に帰る。戦いが終わったことをたとえた言葉。

⑪ **鶏口牛後**《けいこうぎゅうご》
大きな組織に隷属するより小さな組織でも長のほうがよい。

⑫ **鶴寿千歳**《かくじゅせんざい》
鶴は千年生きるということから、長寿のことをいう。

⑬ **呑舟之魚**《どんしゅうのうお》
舟を飲み込むほど大きな魚。大人物や才能のある人を表す。

⑭ **秋高馬肥**《しゅうこうばひ》
空が高く澄み渡り、馬も食欲がある、さわやかな秋のこと。

⑮ **人面獣心**《じんめんじゅうしん》
獣のように、人情がわからず冷酷な人のことをいう。

⑯ **犬馬之歯**《けんばのよわい》
自分の年齢のことを謙遜していう言葉。歯は年齢のこと。

知っておきたい四字熟語〜書けますか？……その①

① 暗雲□迷（先行き不安）

② 完□燃□（燃え尽きた？）

③ □風□帆（—の人生）

④ □励努□（—のかいあって…）

⑤ □工異曲（—の二作品）

⑥ □変□化（—の山の装い）

⑦ 失□落胆（この成果には—）

⑧ □廉□白（私は—だ）

⑨ 器□貧□（便利に使われる—）

⑩ 孤城落□（—の様相）

⑪ □気□頂（—のアイドル）

⑫ 縦□無□（—の振る舞い）

⑬ □隔□作（リモートコントロール）

⑭ □者生□（進化が示す—）

⑮ 門□□放（—に踏み切る）

⑯ 悲□達□（—の優勝）

①
暗《あん》雲《うん》低《てい》迷《めい》
雲が低く垂れこめている様子から先行きが不安なことをいう。

②
完《かん》全《ぜん》燃《ねん》焼《しょう》
するべきことは全てやり遂げたことを表現する言葉。

③
順《じゅん》風《ぷう》満《まん》帆《ぱん》
帆一杯に風を受け船が順調に進むように万事うまく進むこと。

④
奮《ふん》励《れい》努《ど》力《りょく》
気持ちを奮い立たせて一心に務めること。

⑤
同《どう》工《こう》異《い》曲《きょく》
一見異なるように見えるが、中身は似ていることをいう。

⑥
千《せん》変《ぺん》万《ばん》化《か》
様々に変化すること。変化が千通りも万通りもある。

⑦
失《しつ》望《ぼう》落《らく》胆《たん》
希望を失い、がっかりすること。気落ちを強調した言い方。

⑧
清《せい》廉《れん》潔《けっ》白《ぱく》
心が清く欲もなく、やましいところが全くない人のこと。

⑨
器《き》用《よう》貧《びん》乏《ぼう》
何でもできるため、あちこちに手を出し結局大成しない。

⑩
孤《こ》城《じょう》落《らく》日《じつ》
孤城とは孤立無援の城のこと。助けもなく昔の勢いがない様。

⑪
人《にん》気《き》絶《ぜっ》頂《ちょう》
人気とは人の受けが良いこと。それが最高潮に達している。

⑫
縦《じゅう》横《おう》無《む》尽《じん》
自由自在、また思う存分に振る舞うこと。

⑬
遠《えん》隔《かく》操《そう》作《さ》
離れたところから機械の運転や装置の制御をすること。

⑭
適《てき》者《しゃ》生《せい》存《ぞん》
環境に最も適したものだけが生き残るという生物進化の用語。

⑮
門《もん》戸《こ》開《かい》放《ほう》
門を開け出入り自由にするように、制限を撤廃すること。

⑯
悲《ひ》願《がん》達《たっ》成《せい》
どうしてもかなえたい願いを苦労してかなえること。

知っておきたい四字熟語～書けますか？……その②

①　□件反□
（パブロフの犬）

②　先□□勝
（勝負はいつも―）

③　□身赴□
（今度の転勤は―）

④　□世□伝
（孫がそっくり！）

⑤　開□□想
（桜の―）

⑥　□代□養
（―を寺に託す）

⑦　暗□番□
（パスワード）

⑧　基□産□
（各国の―）

⑨　□雄□傑
（戦国時代の―たち）

⑩　簡易軽□
（―で効率アップ）

⑪　賢君□臣
（理想の主君と家臣）

⑫　才子□人
（好一対のカップル）

⑬　□権行□
（口出しは―）

⑭　□新奇□
（―なデザイン）

⑮　粉□□算
（数字のごまかし）

⑯　□科□条
（大切な信条）

①
条件反射《じょうけんはんしゃ》
ある刺激を繰り返すことで、同じ生体反応が反射的に表れる。

②
先手必勝《せんてひっしょう》
必ず勝つためには、先に攻撃をしかけることが大切である。

③
単身赴任《たんしんふにん》
転勤などの際に、家族を残して一人で勤務地に赴くこと。

④
隔世遺伝《かくせいいでん》
祖先、とくに祖父母の特徴が後の世代に現れることをいう。

⑤
開花予想《かいかよそう》
花、とくに桜の花が咲き始める時期を推測すること。

⑥
永代供養《えいたいくよう》
故人の供養を、命日やお彼岸などに寺院が永久に行なうこと。

⑦
暗証番号《あんしょうばんごう》
個人を証明するための秘密の番号や文字をいう。

⑧
基幹産業《きかんさんぎょう》
その国の基礎を成している産業のこと。

⑨
英雄豪傑《えいゆうごうけつ》
思考や行動のスケールが大きく、非凡なことを成す人をいう。

⑩
簡易軽便《かんいけいべん》
手軽で簡単なこと。また礼儀作法などにこだわらないこと。

⑪
賢君忠臣《けんくんちゅうしん》
賢い主君と忠義な家臣。理想的な組織をいう。

⑫
才子佳人《さいしかじん》
頭のいい男性と美しい女性。すばらしい男女のこと。

⑬
越権行為《えっけんこうい》
権限を越えて口出しをしたり、何かを行なったりすること。

⑭
斬新奇抜《ざんしんきばつ》
今までにないような、誰も思いつかないようなこと。

⑮
粉飾決算《ふんしょくけっさん》
会社の経営状態を良く見せるために数値をごまかすこと。

⑯
金科玉条《きんかぎょくじょう》
最も大切にして守らなければならない規律や信条のこと。

知っておきたい四字熟語～書けますか？……その③

① 才学□□
（並外れた才能）

② 士気□□
（—をはかる）

③ 自□□悪
（—に陥る）

④ 士□商才
（商売の達人）

⑤ 時代□□
（時代遅れ）

⑥ 社□□令
（—は真に受けない）

⑦ □小□大
（大げさ）

⑧ □生□路
（俺の—）

⑨ 人□無□
（—のいい人）

⑩ □□不落
（—の城）

⑪ 前□多□
（—の船出）

⑫ □隣友□
（隣国とは仲良く）

⑬ 真□□負
（—を挑む）

⑭ □父□母
（父は厳しく、母はやさしい）

⑮ 利□供□
（—がばれた）

⑯ □□闊達
（裏表のない人柄）

①
才《さい》学《がく》非《ひ》凡《ぼん》
才能があり、人並みはずれて学問ができることをいう。

②
士《し》気《き》高《こう》揚《よう》
意欲が高くやる気に満ちていること。また意欲を高めること。

③
自《じ》己《こ》嫌《けん》悪《お》
自分で自分のことが嫌になること。

④
士《し》魂《こん》商《しょう》才《さい》
武士の高潔な精神と商売の才能を併せ持つことをいう。

⑤
時《じ》代《だい》錯《さく》誤《ご》
時代の流れに合わない昔ながらの考え方をいう。

⑥
社《しゃ》交《こう》辞《じ》令《れい》
付き合いのうえでのほめ言葉。その場しのぎの言葉。

⑦
針《しん》小《しょう》棒《ぼう》大《だい》
ささいなことを大げさに言うことのたとえ。

⑧
人《じん》生《せい》行《こう》路《ろ》
人生を旅路にたとえた言葉。人として生きていく道をいう。

⑨
人《じん》畜《ちく》無《む》害《がい》
害を与えることはないが、影響力もないことをいう。

⑩
難《なん》攻《こう》不《ふ》落《らく》
攻めにくく、なかなか陥落しない、思い通りにならないこと。

⑪
前《ぜん》途《と》多《た》難《なん》
行く先に多くの困難があると予想されるという意味。

⑫
善《ぜん》隣《りん》友《ゆう》好《こう》
隣の国と友人のように仲良くし、友好な外交関係を結ぶこと。

⑬
真《しん》剣《けん》勝《しょう》負《ぶ》
竹刀ではなく本当の刀で勝負するように、命がけで行なうこと。

⑭
厳《げん》父《ぷ》慈《じ》母《ぼ》
厳しい父とやさしい母。両親に感謝をこめた言い方。

⑮
利《り》益《えき》供《きょう》与《よ》
会社などが特定の人に金品などを与えること。

⑯
明《めい》朗《ろう》闊《かっ》達《たつ》
隠し事などはなく度量が広いこと。こせこせしない性格。

知っておきたい四字熟語～書けますか？……その④

① 遠□近憂
（その計画は―では？）

② 知□分別
（―がつく年齢）

③ □□法権
（大使館は―）

④ □着□静
（何が起きても―に）

⑤ 貞□□念
（昔の女子は求められた）

⑥ 天下□□
（―と言われた男）

⑦ □者□灯
（真心からの貴い行為）

⑧ 人相□体
（―が似ている）

⑨ 無□息□
（―を祈る）

⑩ 不□□寿
（―の薬があれば・・・）

⑪ □場一□
（―で可決した）

⑫ 無□□食
（ぶらぶらしている）

⑬ □労□仕
（戦時中の―）

⑭ 無味□□
（―な言葉）

⑮ 無理□□
（―を突きつける）

⑯ □目□如
（―たる活躍）

①
遠慮近憂《えんりょきんゆう》
将来を見通した考えがないと、近いうちに心配事が生じる。

②
知恵分別《ちえふんべつ》
物事の道理がよくわかり、適切な判断ができる力のこと。

③
治外法権《ちがいほうけん》
外国の領土にいるのに、その国の法律などの支配を受けない特権。

④
沈着冷静《ちんちゃくれいせい》
あわてることがなく、落ち着いていること。

⑤
貞操観念《ていそうかんねん》
女子は節操を守り、純潔を保つべきだという考え方。

⑥
天下無敵《てんかむてき》
世の中には恐いものがないという気概を表現した言葉。

⑦
貧者一灯《ひんじゃのいっとう》
貧しい者からのわずかな寄進は真心がこもり貴い。

⑧
人相風体《にんそうふうてい》
人の顔つきや体の特徴、身なりなどを一まとめにした言葉。

⑨
無事息災《ぶじそくさい》
心配事や災いがなく、平穏に暮らしているという意味。

⑩
不老長寿《ふろうちょうじゅ》
いつまでも老いることがなく、長生きすることをいう。

⑪
満場一致《まんじょういっち》
その場にいる全ての人の意見が同じこと。

⑫
無為徒食《むいとしょく》
何もしないで、ただぶらぶらとしていること。

⑬
勤労奉仕《きんろうほうし》
公共の仕事への労力を無償で提供すること。

⑭
無味乾燥《むみかんそう》
内容がなく、味わいや面白味に欠けているという意味。

⑮
無理難題《むりなんだい》
できないことが明らかであるような、無茶な課題をいう。

⑯
面目躍如《めんもくやくじょ》
世間の評価にふさわしい活躍で、いきいきとしている様子。

漢数字入り四字熟語〜書けますか？……その①

① □□古稀（何歳のこと？）

② □人□脚（運動会の定番）

③ 千客□□（忙しくって）

④ 頑固□□（年をとって―）

⑤ 心機□□（―、巻き返し）

⑥ □□両断（世迷言を―）

⑦ □□打尽（まとめて捕える）

⑧ □□論法（―で煙に巻く）

⑨ 首尾□□（―した態度）

⑩ □□一城（―の主）

⑪ 竹林□□（□人の□者）

⑫ 一病□□（―で長生き）

⑬ 千慮□□（賢くても失敗はある）

⑭ 四方□□（―手を尽くす）

⑮ □□人格（彼女は―）

⑯ □□一代（―の晴れ舞台）

① **七十古稀《しちじゅうこき》**
七十歳まで生きるのは稀《まれ》であるという意味。

② **二人三脚《ににんさんきゃく》**
二人が助け合って事に当たる。足をしばると二人の足は三本。

③ **千客万来《せんきゃくばんらい》**
多くの客が絶え間なくやってくること。商売繁盛のたとえ。

④ **頑固一徹《がんこいってつ》**
一度決めたら、あくまでも押し通そうとすること。

⑤ **心機一転《しんきいってん》**
今までの気持ちを、ある契機をもって全く違う方向へ変える。

⑥ **一刀両断《いっとうりょうだん》**
一切りで真っ二つに切ること。思い切った処理や決断をいう。

⑦ **一網打尽《いちもうだじん》**
一投の網で全てを捕えるように、まとめて悪人を捕えること。

⑧ **三段論法《さんだんろんぽう》**
○は×、△は○、よって×は△というような推論形式。

⑨ **首尾一貫《しゅびいっかん》**
初めから終わりまで、方針などが変わらないことをいう。

⑩ **一国一城《いっこくいちじょう》**
干渉や援助を受けずに独立していること。

⑪ **竹林七賢《ちくりん(の)しちけん》**
老子や荘子の思想を慕い竹林で高尚な論議を交わした七人。

⑫ **一病息災《いちびょうそくさい》**
病気を一つもっていると気をつけて過ごすので長生きする。

⑬ **千慮一失《せんりょいっしつ》**
いくら賢くても多くの考えの中には間違えはある。

⑭ **四方八方《しほうはっぽう》**
四つの方向、八つの方向。あちらこちら、あらゆる方面。

⑮ **二重人格《にじゅうじんかく》**
一人の人間の中に全く違う人格がいる病気。裏表のある人。

⑯ **一世一代《いっせいちだい》**
一生のうちで一度しかないような重大なこと。

漢数字入り四字熟語～書けますか？……その②

①　□□発起　（怠け者が―）

②　一汁□□　（質素な食事）

③　千秋□□　（長い年月）

④　□□天下　（明智光秀）

⑤　□□一善　（日々善行を）

⑥　□□不惑　（迷わなくなる年齢）

⑦　一罰□□　（抑止力としての罰）

⑧　贅沢□□　（―の暮らし）

⑨　四分□□　（―の世相）

⑩　□□始終　（―を語る）

⑪　□□落着　（これで―）

⑫　議論□□　（―の結果）

⑬　四□別離　（子の旅立ちを見送る親）

⑭　朝三□□　（結果は同じでは）

⑮　□□来復　（―の兆し）

⑯　一喜□□　（熱戦に―）

①
一念発起《いちねんほっき》
それ以前の状態を一変させる何かをやり遂げようと決意する。

②
一汁一菜《いちじゅういっさい》
汁物一椀と、惣菜が一品。そのような粗末な食事という意味。

③
千秋万歳《せんしゅうばんざい》
非常に長い年月のこと。秋も歳も年という意味。

④
三日天下《みっかてんか》(でんか、も可)
明智光秀のように、権力にいる間が非常に短いことをいう。

⑤
一日一善《いちにちいちぜん》
一日に一つだけでも善い行ないをする。すなわち善行のすすめ。

⑥
四十不惑《しじゅうふわく》
四十歳になると方向性が定まり迷わないという孔子の言葉。

⑦
一罰百戒《いちばつひゃっかい》
一人の罪や過失を罰することが他の人への抑止力になる。

⑧
贅沢三昧《ぜいたくざんまい》
したい放題に散財し、贅沢にふけること。

⑨
四分五裂《しぶんごれつ》
ばらばらに分裂すること。秩序が乱れている様子の表現。

⑩
一部始終《いちぶしじゅう》
初めから終わりまでの詳しい経緯。

⑪
一件落着《いっけんらくちゃく》
物事が解決すること。また決着がつくこと。

⑫
議論百出《ぎろんひゃくしゅつ》
様々な意見が数多く出て、意見が戦わされること。

⑬
四鳥別離《しちょうべつり》
親と子の悲しい別れ。雛鳥の巣立ちを送る親の心境をいう。

⑭
朝三暮四《ちょうさんぼし》
目先の違いにこだわり本質を見ず、先が読めないこと。

⑮
一陽来復《いちようらいふく》
悪運が続いたあとに幸運に向かうこと。物事が回復すること。

⑯
一喜一憂《いっきいちゆう》
しょっちゅう喜んだり心配したりを繰り返すこと。その状況。

漢数字入り四字熟語～書けますか?……その③

①
一長□□
（どちらも―）

②
一□多生
（多くを救うために）

③
□身□体
（―となって事に当たる）

④
□二無三
（―の存在）

⑤
一□不住
（―の修行の旅）

⑥
一□一□
（Q＆A）

⑦
十□一生
（命拾い）

⑧
□葉知秋
（衰退の予感）

⑨
一暴十□
（怠惰の戒め）

⑩
一□之恩
（食事のありがたさ）

⑪
□□千金
（すばらしい筆跡）

⑫
□□画策
（手を尽くす）

⑬
一日□□
（待ち遠しい）

⑭
□古不磨
（永久不滅）

⑮
十日□水
（入念に行なう）

⑯
七□結界
（寄せ付けない）

① **一長一短《いっちょういったん》**
長所もあれば短所もあり、完全でないこと。

② **一殺多生《いっさつたしょう》**
(一殺→いっせつ、も可)
一人の人間を犠牲にして多くの人を救うこと。仏教用語。

③ **三身一体《さんみいったい》**
三者が協力して一体になること。

④ **無二無三《むにむさん》**
(無三→むざん、も可)
二も無く三も無くただ一つ、ひたすら、一心不乱という意味。

⑤ **一所不住《いっしょふじゅう》**
一カ所に定住しないこと。気ままに住居をかえること。

⑥ **一問一答《いちもんいっとう》**
一つの問いに一つの答えを出すこと。そのような形式のこと。

⑦ **十死一生《じっしいっしょう》**
ほとんど助かる見込みがないところ、命拾いをすること。

⑧ **一葉知秋《いちようちしゅう》**
わずかな兆しから物事の衰退を察知することをいう。

⑨ **一暴十寒《いちばくじっかん》**
一日は懸命だが、十日は怠けて寒さにさらす、怠惰を戒めた。

⑩ **一飯之恩《いちぱんのおん》**
一回の食事を出すような、ほんの少しのことにも感謝する。

⑪ **一字千金《いちじせんきん》**
千金の価値のある文字ということで筆跡や詩文をほめる言葉。

⑫ **八方画策《はっぽうかくさく》**
あらゆる方面に働きかけて、計画の実現に尽くすこと。

⑬ **一日千秋《いちじつせんしゅう》**
(一日→いちにち、も可)
一日が千年のように感じられるほど待ち遠しいという意味。

⑭ **千古不磨《せんこふま》**
永久に滅びないこと。千古は永久を意味する。

⑮ **十日一水《じゅうじついっすい》**
一筋の川を描くのに十日《とおか》をかけるように、入念に行なうこと。

⑯ **七里結界《しちりけっかい》**
ある人を嫌って寄せ付けないこと。密教から出た言葉。

◎ちょっと待って頭の体操テスト◎

一字誤りの間違い探し……その①

① 異工同音	⑤ 我伝引水	⑨ 衣食同源	⑬ 意気当合
② 宇余曲折	⑥ 疑心暗記	⑩ 馬事東風	⑭ 質議応答
③ 大判振舞	⑦ 厚顔無知	⑪ 日針月歩	⑮ 正真正名
④ 温古知新	⑧ 大器万成	⑫ 夢我夢中	⑯ 里路整然

①
異《い》口《く》同《どう》音《おん》
口をそろえて皆が同じことを言うこと。

②
紆《う》余《よ》曲《きょく》折《せつ》
曲がりくねること。また事情が入りくんでいて複雑なこと。

③
大《おお》盤《ばん》振《ぶる》舞《まい》
気前よく物を与えたり、飲食をおごったりすること。

④
温《おん》故《こ》知《ち》新《しん》
昔のことなどを見直し、新たな知識や道理を会得《えとく》する。

⑤
我《が》田《でん》引《いん》水《すい》
自分の利益になればよいという考え方で行動すること。

⑥
疑《ぎ》心《しん》暗《あん》鬼《き》
疑う心があり、何でもないことでも不安や恐怖を覚える状態。

⑦
厚《こう》顔《がん》無《む》恥《ち》
あつかましくて、恥知らずなこと。他人に迷惑をかける態度。

⑧
大《たい》器《き》晩《ばん》成《せい》
大物は遅れて頭角を現すことを器の醸成にたとえた。

⑨
医《い》食《しょく》同《どう》源《げん》
日常の食生活が病気予防に重要であるという東洋医学の原則。

⑩
馬《ば》耳《じ》東《とう》風《ふう》
何を言っても反応がない、人の意見を聞き流すこと。

⑪
日《にっ》進《しん》月《げっ》歩《ぽ》
進歩の度合いが早いこと、また進歩し続けていること。

⑫
無《む》我《が》夢《む》中《ちゅう》
あることに没頭して、他のことを気にかけない状態をいう。

⑬
意《い》気《き》投《とう》合《ごう》
互いの気持ちや考えなどがぴったり合うことをいう。

⑭
質《しつ》疑《ぎ》応《おう》答《とう》
疑問点などを問い、それに対応して答えること。

⑮
正《しょう》真《しん》正《しょう》銘《めい》
正真は本当のこと、正銘は本物のこと。嘘偽りのない本物。

⑯
理《り》路《ろ》整《せい》然《ぜん》
話や考えなどの筋道がきちんと通っていること。

◎ちょっと待って頭の体操テスト◎

一字誤りの間違い探し……その②

① 意思粗通	⑤ 自業自徳	⑨ 前後不確	⑬ 電工石火
② 人事札新	⑥ 人権柔躙	⑩ 情状尺量	⑭ 不事安泰
③ 加剰防衛	⑦ 人信一新	⑪ 千載一偶	⑮ 複雑怪寄
④ 考行息子	⑧ 叱咤激礼	⑫ 天地無要	⑯ 勇猛菓敢

① **意思疎通**《いしそつう》

考えていることが通じ合っていること。例 —をはかる

② **人事刷新**《じんじさっしん》

ある主張をもって、組織の主要な人の顔ぶれを変えること。

③ **過剰防衛**《かじょうぼうえい》

身を守る正当防衛の行為が防衛の範囲を超えていること。

④ **孝行息子**《こうこうむすこ》

親を大切にする子どものこと。例 兄弟そろって—。

⑤ **自業自得**《じごうじとく》

自分が行なった行為は自分にかえってくるという意味。

⑥ **人権蹂躙**《じんけんじゅうりん》

弱い立場にある人の、人としての権利を踏みにじること。

⑦ **人心一新**《じんしんいっしん》

人々の気持ちや考え方をすっかり新しくすること。

⑧ **叱咤激励**《しったげきれい》

良くしようと、叱ったり励ましたりすることをいう。

⑨ **前後不覚**《ぜんごふかく》

大酒を飲んだり、気を失ったりして正体をなくすこと。

⑩ **情状酌量**《じょうじょうしゃくりょう》

諸事情をくみ取って、刑罰などを軽くすること。

⑪ **千載一遇**《せんざいいちぐう》

またとない絶好のチャンス。千年に一度しかないという意味。

⑫ **天地無用**《てんちむよう》

荷物の上下を逆さまにしてはいけないという意味。

⑬ **電光石火**《でんこうせっか》

非常に素早い動作や振る舞い。またとても短い時間のこと。

⑭ **無事安泰**《ぶじあんたい》

心配事や災害などがなく安らかな状態をいう。

⑮ **複雑怪奇**《ふくざつかいき》

事情が込み入っていて妖《あや》しく不思議でよくわからないこと。

⑯ **勇猛果敢**《ゆうもうかかん》

勇ましく強く、すぐれた決断力で物事に対応していく様子。

第5章

ちょっと手強い

考える力、記憶する力が強化される！

奥深さを学ぶ座右の銘にしたい【日本語】

全60問

◎この章では、「座右の銘」としてよく使われる四字熟語を取り上げました。座右の銘は、生き方の指針です。自分の思いとぴったりくる四字熟語を見つけて、あなた自身の座右の銘にしてください。

◎最後に、思考力と記憶力をフル活動させて、反対語の問題に挑戦してください。

◉自己採点しましょう

▷ 50問正解 ……★★★【大変よくできました】

▷ 40問正解 ……★★☆【よくできました】

▷ 30問正解 ……★☆☆【もう少し頑張りましょう】

座右の銘にしたい、力士の口上など読めますか？
（※大相撲の昇進伝達式で使われた四字熟語と巨人軍・川上元監督の言葉）

① 不撓不屈

② 一意専心

③ 不惜身命

④ 勇往邁進

⑤ 堅忍不抜

⑥ 正正堂堂

⑦ 一生懸命

⑧ 全身全霊

⑨ 精神一到

⑩ 力戦奮闘

⑪ 万里一空

⑫ 報恩感謝

① **ふとうふくつ**

どんな困難にあっても曲がらず屈せずくじけない。貴乃花が大関昇進時に。

② **いちいせんしん**

他のことには目もくれず、しゃにむにがんばる。若乃花が大関昇進時に。

③ **ふしゃくしんみょう**

自分の身をかえりみないで物事（相撲道）にあたる。貴乃花が横綱昇進時に。

④ **ゆうおうまいしん**

勇気を持って、ただひたすらに目的に向かい突き進む。貴ノ浪が大関昇進時に。

⑤ **けんにんふばつ**

意思、節操を堅く持ち、つらいことにも耐え心を動かさない。若乃花が横綱昇進時に。

⑥ **せいせいどうどう**

勝負に対して、また態度なども常に正しく立派に保つ。武双山が大関昇進時に。

⑦ **いっしょうけんめい**

相撲に対して真剣に打ち込み、命がけであたる。朝青龍が横綱昇進時に。

⑧ **ぜんしんぜんれい**

身も心もすべて相撲に捧げて邁進《まいしん》する。白鵬が大関昇進時に。

⑨ **せいしんいっとう**

精神を集中して事に当たれば、どんなことでも成し遂げられる。白鵬が横綱昇進時に。

⑩ **りきせんふんとう**

力の限り努力する。琴光喜が大関昇進時に。

⑪ **ばんりいっくう**

一つの目標に向かって努力を続ける。琴奨菊が大関昇進時に。

⑫ **ほうおんかんしゃ**

恩に報いたいという気持ちを表し努力する。川上元監督が選手を前によく使った言葉。

座右の銘にしたい、親しみやすい四字熟語～読めますか？

① 初志貫徹	⑤ 仁義道徳	⑨ 平安一路	⑬ 全力投球
② 誠心誠意	⑥ 和気藹藹	⑩ 先憂後楽	⑭ 人間青山
③ 確乎不動	⑦ 自主独立	⑪ 自由自在	⑮ 公明正大
④ 春風駘蕩	⑧ 率先垂範	⑫ 泰然自若	⑯ 家族団欒

①しょしかんてつ
最初に抱いた志や目標は最後まで貫き、達成まで努力する。

②せいしんせいい
何事にも心を尽くして純粋な気持ちで対応する。

③かっこふどう
しっかりと定まった意志で動じない。確固不動とも書く。

④しゅんぷうたいとう
温和な人柄。何があってもそのように振舞うという意味で。

⑤じんぎどうとく
人として守るべき正しい道にかなうように生きていく。

⑥わきあいあい
和やかな雰囲気に満ちた環境を目指すという意味で使われる。

⑦じしゅどくりつ
自分の意志で、力で、また自分の責任において物事を行なう。

⑧そっせんすいはん
人に先立って模範になるような行動、態度を示すこと。

⑨へいあんいちろ
旅の平安無事を祈る言葉。物事が順調に進むようにと祈る。

⑩せんゆうこうらく
先に心配事や苦労することを片づけ、楽しみは後回しにする。

⑪じゆうじざい
何事にもとらわれることなく、思いのままでいる。

⑫たいぜんじじゃく
事が起きても落ち着いて少しも動じず安らかな気持ちでいる。

⑬ぜんりょくとうきゅう
投手がボールを投げる姿に重ねて全力で物事に取り組む。

⑭じんかんせいざん
青山とは骨を埋めるところ。骨を埋める覚悟で行なうこと。

⑮こうめいせいだい
常に隠し事をせず、正しく堂々と振る舞い生きていく。

⑯かぞくだんらん
家族が集まって和やかに楽しむ時間を積極的にもつ。

座右の銘にしたい、エッと思わせる四字熟語～読めますか？

① 格物究理

② 真実一路

③ 臥薪嘗胆

④ 旗幟鮮明

⑤ 竜騰虎闘

⑥ 理非曲直

⑦ 四海同胞

⑧ 積水成淵

⑨ 歳月不待

⑩ 刎頸之交

⑪ 安寧秩序

⑫ 点滴穿石

⑬ 君子不器

⑭ 磊落闊達

⑮ 歳寒松柏

⑯ 雲外蒼天

①
かくぶつきゅうり

一つひとつの事物を調べ、道理や法則を深く追求すること。

②
しんじついちろ

偽りのない心でひたすらに進んでいくことをいう。

③
がしんしょうたん

薪《たきぎ》の上に寝る苦労をしても、機会を待ち目的を達成する。

④
きしせんめい

旗とのぼり、すなわち主張や方針をはっきりさせて進むこと。

⑤
りょうとうことう

きわめて激しい戦いのこと。「りゅうとうことう」も可。

⑥
りひきょくちょく

理にかなうか否か、正か不正か。それらを明確にという意味。

⑦
しかいどうほう

礼儀とまことをもって接すれば皆が身内のように仲良くなる。

⑧
せきすいせいえん

小さいものでも集めれば大きな力になるという意味。

⑨
さいげつふたい

年月はすぐに過ぎ去り待ってはくれない、時間は大切に。

⑩
ふんけいのまじわり

首をはねられても後悔しないほど信頼し合った友情をいう。

⑪
あんねいちつじょ

正しいことが通り、落ち着いている状況を意味する言葉。

⑫
てんてきせんせき

わずかな力でも継続し、積み重ねれば大きな力を発揮する。

⑬
くんしふき

すぐれた人はどんな状況でもそれに応じて対処するものだ。

⑭
らいらくかったつ

小さいことにこだわらず、朗らかで活力に満ちていること。

⑮
さいかん（の）しょうはく

困難でもくじけない。松柏は松などの常緑樹のこと。

⑯
うんがいそうてん

雲の外には青い空があるのだから、今の苦境を乗り越えよう。

◎ちょっと待って頭の体操テスト◎

この漢字の反対語〜書けますか？

① 後厄⇕□□

② 開国⇕□□

③ 暗黒⇕□□

④ 華美《かび》⇕□□

⑤ 倹約⇕□□

⑥ 詳細⇕□□

⑦ 穏健⇕□□

⑧ 雇用⇕□□

⑨ 分裂⇕□□

⑩ 末尾⇕□□

⑪ 郊外⇕□□

⑫ 上昇⇕□□

⑬ 曖昧《あいまい》⇕□□

⑭ 板目《いため》⇕□□

⑮ 異端⇕□□

⑯ 韻文《いんぶん》⇕□□

① 後厄⇔前厄

② 開国⇔鎖国

③ 暗黒⇔光明《こうみょう》

④ 華美⇔質素

⑤ 倹約⇔浪費（贅沢・奢侈《しゃし》、も可）

⑥ 詳細⇔概略（簡略・概要、も可）

⑦ 穏健⇔過激

⑧ 雇用⇔解雇

⑨ 分裂⇔統一（統合・合同、も可）

⑩ 末尾⇔冒頭

⑪ 郊外⇔都心（市街・市内、も可）

⑫ 上昇⇔下降（降下・低下、も可）

⑬ 曖昧⇔明確（明瞭・鮮明、も可）

⑭ 板目⇔柾目《まさめ》（正目、も可）

⑮ 異端⇔正統

⑯ 韻文⇔散文

●ど忘れ現象を防ぐ会
歳を重ねるにつれ、思い出しづらくなっていく記憶や情報、知識を、どうすればスムーズに思い出せるのか、忘れっぽい脳の鈍化をどう防ぐのかを、日々ゲーム感覚で研鑽している中高年主体の研究会。
会員には、ライターや編集者、介護職員、会社役員、飲食店店主など、多士済々のメンバーが名を連ねている。代表者は総合出版社の元編集総責任者の松田順三が務める。
著書に【もの忘れ、認知症にならない】シリーズの『思い出しテスト』『中学社会思い出しテスト』『昭和思い出しテスト』『漢字思い出しテスト』『新・思い出しテスト』『有名人穴埋めテスト』『常識思い出しテスト』『四字熟語・ことわざ思い出しテスト』『小学校で学んだ漢字思い出しテスト』があり、切り口を変えた『頭の体操とんち・ひらめき思い出しクイズ』も含めて、売れ行き良好シリーズで、今作で、11冊目となる。

もの忘れ、認知症にならない
ちょっと手強い 漢字 思い出しテスト

2016年6月21日　第1刷発行

編　者――ど忘れ現象を防ぐ会

発行人――杉山　隆

発行所――コスモ21
〒171-0021　東京都豊島区西池袋2-39-6-8F
☎03（3988）3911
FAX03（3988）7062
URL http://www.cos21.com/

印刷・製本――中央精版印刷株式会社

定価はカバーに表示してあります。

ISBN978-4-87795-338-6 C0030

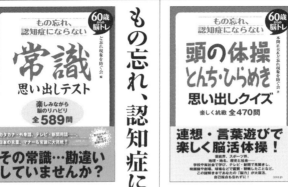